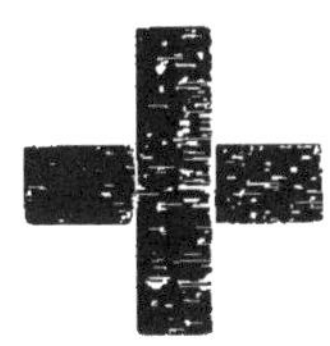

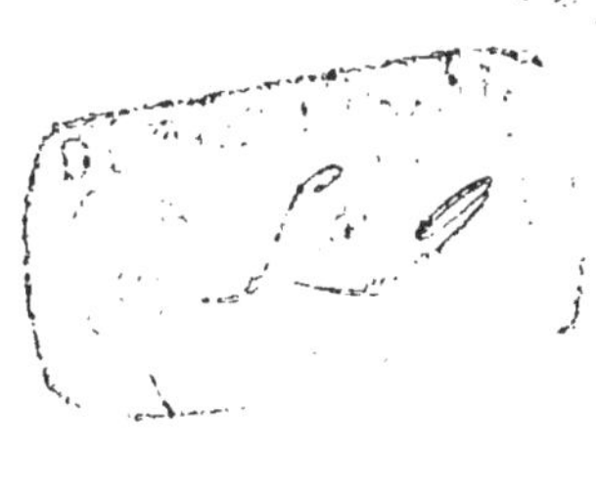

LEÇONS

D'HYGIÈNE ÉLÉMENTAIRE

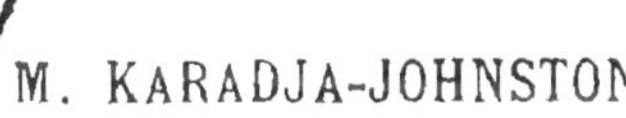

M. KARADJA-JOHNSTON

Présidente du Sous-Comité du Médoc
de la Société de Secours aux Blessés militaires

(CROIX-ROUGE FRANÇAISE)

BORDEAUX

IMPRIMERIE NOUVELLE F. PECH & Cie

7 — Rue de la Merci — 7

—

1908

LEÇONS

D'HYGIÈNE ÉLÉMENTAIRE

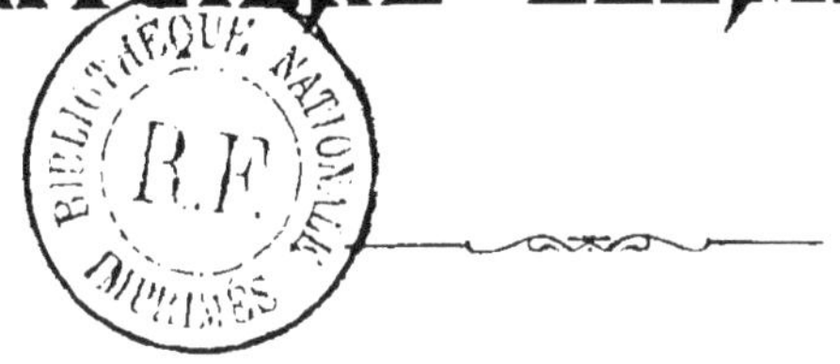

M. KARADJA-JOHNSTON

BORDEAUX
IMPRIMERIE NOUVELLE F. PECH & Cie
7 — Rue de la Merci — 7

1908

COURS DE BEAUCAILLOU

A mes Élèves

PRÉFACE

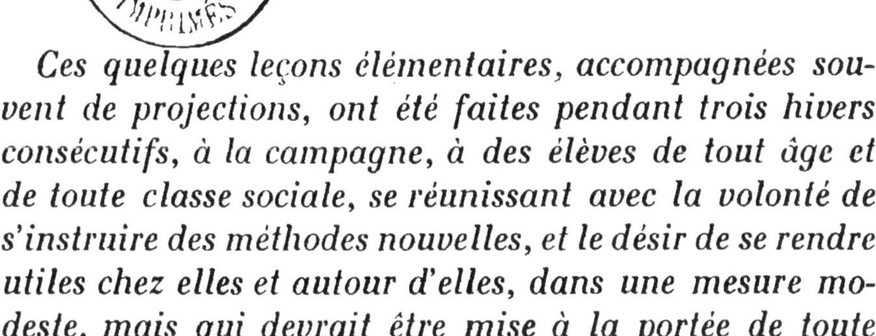

Ces quelques leçons élémentaires, accompagnées souvent de projections, ont été faites pendant trois hivers consécutifs, à la campagne, à des élèves de tout âge et de toute classe sociale, se réunissant avec la volonté de s'instruire des méthodes nouvelles, et le désir de se rendre utiles chez elles et autour d'elles, dans une mesure modeste, mais qui devrait être mise à la portée de toute femme.

C'est à la mère de famille, à la sœur aînée, à la femme de charge, à la femme de l'homme d'affaires, à l'institutrice de l'école souvent, qu'on aura recours en cas d'accident, pour un conseil ou pour un secours urgent, **en attendant l'arrivée du praticien,** *dont le village est souvent dépourvu, et où il doit venir de loin parfois.*

Il a semblé possible de faire pénétrer ces quelques idées, en y préparant les esprits petit à petit, patiemment, et en revenant de façon répétée sur la même leçon, au moyen d'explications lentes et claires, de formules simples, en évitant les mots savants qui effarouchent, et encore au moyen d'un questionnaire auquel la réponse doit être forcément précise et simple aussi.

L'expérience a prouvé que cela peut réussir, et le succès a dépassé les prévisions, en ce que l'intérêt apporté à ces leçons par les femmes de la campagne réunies comme de vraies élèves, venues là pour être éclairées, ne s'est pas démenti un jour; au contraire, leur nombre a été croissant à chaque leçon donnée, et les feuilles de température, et les devoirs faits, les réponses données aux questions posées en tous sens, les questions faites par les élèves elles-mêmes au cours des leçons, l'épreuve finale présidée par le docteur, ont prouvé non seulement la possibilité de cet enseignement donné dans nos campagnes, mais encore l'utilité grande de ces notions répandues dans nos villages, parmi les mères de famille, parmi les jeunes filles appelées à être responsables à leur tour et préparées à faire face à l'imprévu ou à la maladie.

Il peut être curieux de révéler à quel point nos campagnes de France sont encore régies, au point de vue sanitaire, par les recours à la somnambule! au rebouteur! au sorcier surtout! et n'aurait-on obtenu que les femmes se soient parfois plus volontiers adressées **à temps** *au docteur et au pharmacien, qu'il est permis d'avoir le sentiment qu'un peu de bien a été fait, un peu de gros bon sens cultivé, un peu d'obscurité moyenâgeuse écartée.*

Ces leçons sont incomplètes, sans doute; cependant l'essentiel y est dit, croyons-nous, de ce qui peut être enseigné sans manquer à la prudence qui veut qu'on n'aille pas plus loin qu'il ne faut.

Puissent-elles faire germer ailleurs les quelques grains de senevé dont la semence peut être en bienfait à celles qui la jetteront, ainsi qu'à celles qui en recueilleront le fruit, comme il a été semé, en toute modestie.

M. K. J.

PREMIÈRE LEÇON

I

LES MICROBES

L'Antisepsie — L'Asepsie

Il est impossible de commencer une étude, quelque simple et résumée qu'elle puisse être, des lois de l'hygiène moderne sans mentionner le nom de PASTEUR, duquel toutes ces lois découlent. Les découvertes du grand savant et plus particulièrement ses expériences sur les ferments et sur les germes de la fermentation contenus dans l'air, ont abouti à une révolution complète dans l'art de la médecine et de l'hygiène. Cette révolution peut se résumer dans la *Doctrine microbienne*. Avant Pasteur l'on ignorait l'existence des microbes.

1. Microbes. — *Les microbes sont des êtres infiniment petits, visibles seulement au microscope et qui fourmillent dans l'air, dans l'eau et dans le sol.*

Il y a des microbes inoffensifs qui aident à la digestion et il y a des microbes dangereux appelés *microbes pathogènes.*

2. Moyens d'envahissement. — Les moyens d'envahissement par lesquels les microbes pénètrent dans l'organisme humain sont :

L'Eau et les Aliments, au moyen desquels ils attaquent nos *organes digestifs*.

L'Air, par lequel ils envahissent nos *voies respiratoires*.

Le Sol, par lequel ils pénètrent notre épiderme quand celui-ci se trouve en contact avec lui et qu'il n'est pas intact.

L'on comprendra donc que toute plaie est une porte ouverte aux microbes et par suite à l'*infection*.

3. L'Infection. — *L'infection est la conséquence de l'introduction des microbes dans un organisme ou dans une plaie.*

4. Pus. — Quand les microbes pénètrent dans une plaie, qui devient par suite *infectée*, il se produit du *pus*, de la suppuration.

Microbes. — Les microbes pathogènes se divisent en :

1o *Microcoques* (comme des points).
2o *Bacilles* (comme des bâtonnets).

Les microbes de la *suppuration* sont des *microcoques*.
5. — Les microbes des *maladies* sont des *bacilles*.

6. — La multiplication des microbes explique la *contagion* des maladies et les épidémies. Mais, bien qu'un seul microbe suffise à déterminer une maladie, il ne saurait se développer que dans un milieu propice, un terrain préparé, c'est-à-dire une constitution anémiée, un sang vicié ou appauvri, un organisme surmené au physique comme au moral.

7. Moyens de défense :

La force du tempérament,
La richesse du sang,
L'épiderme intact,

sont les premiers et principaux agents de notre résistance aux microbes, et cela nous amène à parler de nos *moyens de défense* contre les microbes.

II

8. Pansement phéniqué. — La découverte du mal conduisit à la recherche des remèdes. Pasteur avait trouvé le fléau, la cause du mal. Le chirurgien anglais *Lister* fut le premier à préconiser le *pansement phéniqué*, après avoir reconnu les propriétés microbicides de l'*acide phénique*.

9. Pansement ouaté. — Vers la même époque, *Alphonse Guérin* traitait les plaies par le *pansement ouaté*, Pasteur ayant reconnu que la ouate était un excellent filtre de l'air et que les microbes ne pouvaient pas la pénétrer ni la traverser.

Ces deux chirurgiens furent les premiers à employer dans la lutte avec les microbes les méthodes modernes connues sous le nom d'*antisepsie* et d'*asepsie*.

Septique signifie *infecté*.

Antiseptique, CONTRE l'infection.

Aseptique, SANS infection.

10. Asepsie. Antisepsie. — *L'antisepsie et l'asepsie sont les deux termes qui résument les principes essentiels des méthodes modernes de pansement.*

L'*antisepsie* détruit le germe des microbes, elle est donc le moyen d'arriver à l'*asepsie*. En d'autres termes, l'*antisepsie* est le MOYEN, l'*asepsie* est le BUT.

L'antisepsie est un moyen combatif.

L'asepsie est un moyen préventif, puisqu'elle évite l'introduction des microbes dans l'organisme.

11. Antiseptiques. — L'antisepsie est pratiquée au moyen de substances chimiques qui ont la propriété de détruire les microbes, et qui se nomment *antiseptiques*.

Les principaux antiseptiques sont :

12. — *A*. LIQUIDES :

1° Le *sublimé* ou bichlorure de mercure (ne pas confondre avec le protochlorure de mercure ou calomel), poudre blanche soluble dans l'eau distillée et dans l'alcool.

C'est l'antiseptique le plus énergique.

Liqueur de Van Swieten, ou solution au 1000e, colorée en *bleu* :

Sublimé.....................	1 gramme.
Acide tartrique..............	1 —
Carmin d'indigo.............	5 milligrammes.
Eau distillée................	1000 grammes.

2° L'*acide phénique* (résidu de la distillation de la houille), de moins en moins employé à cause de l'irritation qu'il produit (solution colorée en rouge) :

Solution forte à 5 °/₀ : Sert pour la désinfection des appartements.

Solution faible à 2 °/₀, sert pour les pulvérisations.

3° Le *permanganate de potasse*, employé à doses très faibles pour le lavage des plaies, et à dose plus forte pour celui des mains de l'opérateur.

Solution faible...............	$\frac{1}{1000}$ et $\frac{8}{1000}$
Solution forte...............	$\frac{5}{100}$ et $\frac{6}{100}$

4° Le *bisulfite de soude*, décolorant du permanganate de potasse.

5° Le *cyanure de mercure*, de plus en plus employé, qui n'abîme pas les instruments.

Solution à 5 %. Doit être *coloré en jaune*.

6° *Chlorure de zinc*, pour piqûres profondes en cas de carie des os ou tuberculose osseuse.

Enfin, l'*acide borique* est un faible antiseptique, que l'*eau*, simplement *bouillie*, tend à remplacer de plus en plus. On l'emploie en solution à 40 grammes pour un litre.

13. — *B.* Poudres :

1° *Iodoforme*, antiseptique faible et pourtant dangereux par son pouvoir toxique. Poudre jaune à très forte odeur. Son emploi est réservé aux plaies infectées ou tuberculeuses.

2° *Salol*, poudre blanche employée avec le talc ordinaire.

3° *Aristol*, poudre jaune, très employée pour la cicatrisation des plaies.

C. — Enfin, on emploie aussi des antiseptiques sous forme de *pommades* préparées avec la vaseline (vaseline boriquée, phéniquée, mentholée) et sous forme de *vapeurs* au moyen d'un vaporisateur.

14. — *Tous les antiseptiques (substances chimiques) sont des poisons.* On ne doit s'en servir qu'avec une extrême prudence.

Les antiseptiques employés en pansements *à demeure* produisent souvent des irritations. Il est utile de faire suivre les *lavages* antiseptiques par des lavages d'eau bouillie afin de supprimer toute cause d'irritation.

ACCIDENTS DUS A L'EMPLOI DE :

15. — 1o *L'acide phénique :* empoisonnement.

Symptômes : coloration verte des urines, petitesse du pouls, grande prostration.

Traitement : lait, frictions sèches, piqûre de caféine ou éther. Purgation : sulfate de soude (30 gr.).

16. — 2o *Du sublimé* : empoisonnement ou stomatite mercurielle.

Symptômes : gonflement des gencives et de la langue.

Traitement : lavages internes; provoquer des vomissements, lait, gargarismes d'une solution de chlorate de potasse.

17. L'asepsie. — Se pratique au moyen de la chaleur qui, portée à une température de 150 degrés dans les *étuves sèches*, et à une température d'environ 120 degrés dans les *autoclaves*, stérilise parfaitement tous les objets de pansement et tous les instruments.

La *stérilisation* fera l'objet de notre prochaine leçon; qu'il nous suffise de dire ici *que la méthode purement aseptique* est insuffisante seule; car comment porter à une température aussi élevée le champ opératoire et les mains de l'opérateur? C'est pourquoi on se sert actuellement d'une *méthode mixte*.

18. — Les mains de l'opérateur et la plaie sont traités par l'*antisepsie;* les instruments et les objets de pansement sont stérilisés par la chaleur et rendus *aseptiques*.

QUESTIONNAIRE

PREMIÈRE LEÇON

I

1. — Qu'est-ce que les *microbes ?*

2. — Quels sont les *moyens d'envahissement* par lesquels les microbes pénètrent dans notre organisme ?

3. — Qu'est-ce que l'*infection ?*

4. — Quel est le résultat de l'infection d'une plaie ? Que *s'y produit-il ?*

5. — Quel nom spécial donne-t-on aux microbes des différentes maladies contagieuses ?

6. — Quelles sont les conditions de santé générale propices à la contagion et au développement des microbes ?

7. — Quels sont nos moyens de *défense ?*

II

8. — Quels furent les deux médecins à qui l'on est redevable du pansement phéniqué et du pansement ouaté ?

9. — Quel est le rôle de la ouate dans un pansement ?

10. — Qu'est-ce que l'antisepsie et que signifie ce mot ? Qu'est-ce que l'asepsie ?

11. — Nommez les principaux antiseptiques employés et quelle est leur propriété ?

12. — Comment s'emploient le cyanure, le sublimé et l'acide phénique, et quelle est la coloration adoptée pour chacune de ces préparations ?

13. — Comment s'emploient l'iodoforme, le salol et l'aristol ?

14. — Quel est le danger des antiseptiques et quelle précaution est bonne à prendre après un lavage fait avec un antiseptique ?

15. — Quels sont les signes d'un empoisonnement dû à l'emploi de l'acide phénique et quels sont les soins immédiats à prodiguer en ce cas?

16. — Quels sont les signes d'un empoisonnement dû à l'emploi du sublimé et quels sont les soins immédiats à donner en ce cas?

17. — Comment pratique-t-on l'*asepsie*?

18. — Comment traite-t-on, pour les stériliser, les mains de l'opérateur et la plaie ou le champ opératoire, et comment stérilise-t-on les instruments et les divers objets de pansement?

DEUXIÈME LEÇON

LA STÉRILISATION — LES PANSEMENTS

I

La Stérilisation

1. Stérilisation. — *La stérilisation est le moyen de rendre un objet aseptique, en détruisant tous les microbes qu'il peut contenir.*

2. — La stérilisation peut se pratiquer :

1° Par l'*action chimique* (l'*antisepsie)* ;
2° Par la *chaleur* (1).

La stérilisation par la chaleur se pratique de quatre façons :

3. — 1° Par la CHALEUR SÈCHE. — *Étuves* de Poupinel ou de Péan, où l'air chauffé circule dans tout l'appareil.

Dans les étuves sèches on stérilise les *instruments* à une température de 150 degrés maintenue pendant une demi-heure au moins;

2° Par la CHALEUR HUMIDE *(autoclaves)*. — Dans les autoclaves on stérilise les objets de pansement par la vapeur d'eau sous pression à une température maintenue

---

(1) Voir première leçon.

au moins à 120 degrés pendant une demi-heure. La chaleur humide pénètre mieux. C'est le moyen de stérilisation le plus parfait.

Pour s'assurer que la stérilisation est complète, on introduit dans l'autoclave ou l'étuve des tubes *témoins* dont le contenu change de teinte.

4. — 3° Par ÉBULLITION, moyen *plus simple* quand on n'a ni étuve ni autoclave. On fait *bouillir* les *objets de pansement* dans de l'eau pendant une heure au moins. Quand on stérilise par ébullition les *instruments*, il faut les plonger dans l'eau bouillante (ajouter une poignée de *carbonate de soude* par litre, pour éviter la rouille). En cas d'opération urgente, on peut hâter l'ébullition en ajoutant dix grammes de gros sel par litre.

5. — 4° Par le FLAMBAGE *à l'alcool*, pour stériliser tous les récipients nécessaires à un pansement ou à une opération, et les instruments *non tranchants*. Cela se fait soit au moyen d'une *lampe à alcool*, soit en mettant le feu à une *petite quantité* d'alcool versée dans le récipient à stériliser, ou plutôt avec une tige en verre sur laquelle il a été enroulé à un bout un peu d'ouate trempée dans de l'alcool.

II

Les Pansements

6. Pansements. — *Un pansement est l'arrangement méthodique d'un appareil ou d'un topique sur une partie malade du corps.*

7. — Pour procéder à un *pansement*, la première précaution à prendre est une *extrême propreté*, une *propreté*

« *chirurgicale* ». C'est à cette propreté que tendent toute la stérilisation, comme toute l'antisepsie et l'asepsie.

8. — On désigne sous le nom de *topique*, tout onguent, emplâtre ou compresses appliqués sur une partie malade.

9. — Il y a deux sortes de pansements :

1o Le pansement humide.
2o Le pansement sec;

10. Pansement humide. — Le *pansement humide* soulage beaucoup toute douleur due à l'inflammation et à l'infection d'une plaie. Il ne doit être mis que sur une plaie préalablement *bien lavée*. Eviter le pansement *humide antiseptique* à demeure, car les antiseptiques causent souvent de graves irritations. Le pansement humide *aseptique* (à l'eau bouillie) est préférable.

Technique du pansement humide (qui s'applique sur la plaie comme suit):

1o Compresses stérilisées *humides;*
2o Toile gommée;
3o Ouate ordinaire;
4o Bandes.

11. Pansement sec. — Le *pansement sec* favorise le rapprochement des chairs; il ne doit être appliqué que sur une plaie parfaitement saine, sans aucune suppuration ou inflammation.

12. — *Technique du pansement sec* (qui s'applique sur la plaie comme suit):

Poudre antiseptique si le médecin l'ordonne;
1o Compresses de gaze *sèches;*
2o Ouate *hydrophile* pour absorber toute suppuration qui pourrait se produire;

3° Ouate *ordinaire*;
4° Bandes.

13. — Dans un pansement, chaque objet doit *dépasser* le précédent, c'est-à-dire que la toile gommée doit dépasser la compresse, et la ouate doit dépasser la toile gommée; mais la bande ne doit jamais dépasser la ouate, dans la crainte de causer un frottement pénible.

14. — En cas d'urgence, pour faire un pansement, on peut se servir de *linges bouillis*, et *toujours d'eau bouillie.*

15. Conditions d'un bon pansement. — Un pansement doit être :

Aseptique (par les compresses stérilisées);
Absorbant (par la ouate hydrophile);
Occlusif (par la ouate ordinaire qui filtre l'air);
Immobile et compressif (par la bande qui doit assujettir le tout).

Un pansement bien fait doit être fait avec *douceur*, avec *propreté*, et avec *promptitude*, quoique sans hâte.

16. — Avant d'appliquer un pansement, il faut procéder comme suit:

1° Laver la plaie avec un antiseptique et à l'eau bouillie, en exprimant un tampon d'ouate hydrophile au dessus du centre de la plaie;
2° Assécher et recouvrir la plaie pour laver le pourtour;
3° Une fois le pourtour lavé, bien assécher le tout;
4° Ne jamais toucher à une plaie avec les doigts, mais pour tout, se servir de pinces;
5° Découvrir une plaie le moins longtemps possible.

17. — Réunir *à l'avance* tout ce qu'il faut au pansement et ne se désinfecter les mains qu'ensuite.

QUESTIONNAIRE

DEUXIÈME LEÇON

I

1. — Qu'est-ce que la *stérilisation*?

2. — Comment y procède-t-on? Quels sont les deux moyens employés?

3. — A quoi sert l'*étuve*? A quoi sert l'*autoclave*?

4. — Combien de temps doit-on faire durer une *ébullition* pour obtenir une bonne et réelle *aseptisation*?

5. — Comment fait-on le flambage d'un récipient pour l'aseptiser?

II

6. — Qu'est-ce qu'un pansement?

7. — Quelle est la première et la plus importante précaution à observer en cas de pansement?

8. — Qu'est-ce qu'un topique?

9. — Combien de sortes de pansements?

10. — Décrivez la technique, la façon de faire d'un pansement humide?

11. — Dans quelles conditions de la plaie peut-on appliquer un pansement sec?

12. — Décrivez la technique, la façon de faire d'un pansement sec?

13. — Quelle règle faut-il observer dans la manière de procéder à l'application des pièces d'un pansement?

14. — Que faut-il faire, en cas d'urgence, lorsqu'on n'a pas de compresses stérilisées ?

15. — Quelles sont les conditions essentielles d'un pansement bien fait?

16. — Comment faut-il traiter la plaie avant d'y apposer un pansement ?

17. — Que faut-il faire avant de procéder à un pansement?

TROISIÈME LEÇON

I

LES OBJETS DE PANSEMENT

Il faut connaître tous les différents objets indispensables à un pansement.

En première ligne viennent les *compresses* qui, comme nous l'avons dit, ont avantageusement remplacé la charpie.

Charpie. — L'on se servait autrefois pour les pansements de *charpie*; c'était du vieux linge effiloché, préparé par des mains plus ou moins propres et présentant, de ce fait, de graves inconvénients. La charpie est aujourd'hui remplacée par des *compresses de gaze stérilisée.*

1. Compresses. — Les *compresses* sont des carrés de *gaze stérilisée*, pliés en plusieurs doubles et selon différentes tailles. D'ordinaire, on taille des carrés de 20 à 30 centimètres de côté; on les plie en trois dans la longueur, puis en trois dans la largeur et l'on a ainsi des carrés offrant neuf épaisseurs de gaze.

2. — Comme les compresses servent à couvrir directement la plaie, il ne faut ni plis, ni effilochures.

3. — Toute effilochure servirait de *drain.*

4. Ouate. — La *ouate*, dont l'importance dans les pansements n'est pas moindre que celle des compresses, se présente sous deux aspects : la *ouate ordinaire* et la *ouate hydrophile*.

5. — La *ouate ordinaire*, élastique sous les doigts, sert de protection et de filtre dans un pansement.

La *ouate hydrophile* absorbe l'humidité et l'eau, comme son nom l'indique.

La ouate est rendue absorbante par le *procédé de Touraine* ; elle est plus blanche que la ouate ordinaire et donne une certaine crépitation entre les doigts.

6. — On prépare la ouate pour s'en servir soit en *carrés*, soit en *longues bandes roulées*.

7. — On fait aussi des *tampons*, avec la ouate hydrophile, pour le lavage des plaies.

8. Bandes. — Enfin, les *bandes* servent *à maintenir* les pansements ou à exercer une *compression*. On emploie différentes sortes de bandes.

1° Les *bandes de tarlatane* apprêtées, mouillées et bien tordues, se raidissent en séchant et forment une excellente enveloppe protectrice pour un pansement. Elles s'adaptent mieux que les bandes de toile et sont moins coûteuses que les bandes de crêpe Velpeau. Pour défaire le pansement on coupe la bande de tarlatane raidie avec des ciseaux spéciaux.

9. — Pour préparer les bandes, on coupe une pièce de tarlatane d'un mètre de large sur une longueur d'au moins 5 mètres; on enroule cette pièce sur une tringle, en serrant suffisamment, puis on retire la tringle, et avec un grand couteau on coupe dans la pièce ainsi roulée des bandes de largeur variable.

2° Les *bandes de crêpe Velpeau* sont en lainage fin très souple et élastique. Elles sont assez coûteuses.

3o Les *bandes de toile* servent surtout pour des compressions ou des immobilisations.

10. — On donne le nom de *chefs* aux deux extrémités d'une bande : l'extrémité extérieure, par laquelle on commence l'application, s'appelle *chef initial*, et l'extrémité profonde, par laquelle on finit, est dite *chef terminal*.

11. Bandage. — Nous avons dit plus haut que les bandes servaient à maintenir un pansement ou à exercer une compression.

Dans ce dernier cas, l'application d'une bande s'appelle *bandage*.

Un bandage compressif doit toujours s'exercer de *bas en haut* et depuis l'*extrémité* d'un membre jusqu'à sa *racine*.

12. — A cause de la circulation du sang ; en cas de gonflement le bandage détermine ainsi le dégorgement du membre gonflé. Nous aurons du reste à revenir sur les bandages.

Si un bandage est trop serré, il peut faire beaucoup de mal et il ne faut pas hésiter à le défaire.

OBJETS NÉCESSAIRES EN CAS D'OPÉRATION

En outre de tous les objets indispensables à un pansement, il en est d'autres qui peuvent devenir nécessaires au cours d'une opération et qu'une infirmière doit toujours tenir prêts et à la portée du médecin.

De ce nombre sont :

13. Le Catgut. — Le *catgut* ou corde à boyau, stérilisé à l'alcool et préparé de différentes épaisseurs.

14. — Le catgut sert aux *ligatures profondes* internes.

15. — Il a le grand avantage de pouvoir se résorber dans les tissus.

16. Les Crins.— Pour des *sutures superficielles,* on se sert de *crins de Florence* passés à l'acide phénique et teintés en rouge, ou de soie.

17. — Pour les ligatures et les sutures, on emploie des *aiguilles de Reverdin,* sorte de grande aiguille recourbée.

Si une plaie suppure, il peut devenir nécessaire d'y introduire un *drain.*

18. Les Drains.— Les *drains* sont des tubes de caoutchouc de différentes épaisseurs percés latéralement de trous de distance en distance et qui facilitent l'écoulement du pus. Avant de placer un drain dans une plaie, il faut *sonder* celle-ci avec une sonde, ce qui n'offre pas de difficulté, parce que dans toute plaie il y a une cavité naturelle qui se forme et c'est là qu'il faut introduire le drain proportionné à cette cavité.

19. — Chaque fois que le pansement est refait, le drain doit être soigneusement lavé dans une solution antiseptique, puis rincé plusieurs fois à l'eau bouillie.

20. — Enfin les *draps fanons* sont des carrés de toile stérilisée qui servent à entourer et à limiter le champ opératoire.

21. — Il sera bon de préparer aussi, *avant de procéder à un pansement,* des bassins ou cuvettes pour recevoir les pansements souillés, des plateaux pour les instruments, des cuvettes remplies de la solution antiseptique et de l'eau bouillie nécessaires au lavage de la plaie.

QUESTIONNAIRE

TROISIÈME LEÇON

1. — Qu'est-ce que les *compresses?*

2. — A quoi servent-elles? Qu'ont-elles remplacé?

3. — Que doit-on y éviter et pour quelle raison?

4. — Dites ce que vous savez de la ouate, des différentes sortes de ouate, de son usage?

5. — A quoi sert la ouate ordinaire? A quoi sert la ouate hydrophile? Quel est le rôle de chacune dans le pansement?

6. — Comment prépare-t-on la ouate pour s'en servir?

7. — A quoi servent les tampons?

8. — A quoi servent les bandes?

9. — Comment prépare-t-on pour l'usage les bandes de tarlatane? Nommez les différentes sortes de bandes en usage?

10. — Que sont les *chefs* d'une bande?

11. — Qu'est-ce qu'un *bandage*, et comment doit s'exercer la *compression* en cas de bandage d'un membre?

12. — Pour quelle raison?

13. — Qu'est-ce que le *catgut?*

14. — A quoi sert-il?

15. — Quel est son avantage?

16. — De quoi se sert-on pour les sutures superficielles?

17. — Avec quel instrument fait-on des *sutures?*

18. — Qu'est-ce qu'un *drain?* A quoi sert-il?

19. — Que doit-on faire pour le drain chaque fois qu'on refait un pansement?

20. — Que sont les *draps fanons* et à quoi servent-ils?

21. — Que faut-il préparer à l'avance et avoir sous la main *avant* de procéder à un pansement?

QUATRIÈME LEÇON

LA CONTAGION — LA PROPHYLAXIE

I

La Contagion

1. — *La contagion est le passage du microbe d'un individu malade à un individu sain.*

2. — La contagion peut être *directe* ou *indirecte*.

3. — Il y a trois voies par lesquelles la contagion peut se produire :

1° Les voies respiratoires;
2° Les voies digestives;
3° Une solution de continuité de l'épiderme.

4. Les principales maladies contagieuses sont :

Choléra. — Le *choléra asiatique*, qui n'est pas une maladie de nos pays. Il attaque l'intestin, et le symptôme du choléra est la diarrhée.

5. — Le microbe se propage par l'eau et par les déjections.

6. — Tous les linges qui servent à un cholérique doivent être trempés dans une solution antiseptique *avant* d'être donnés au blanchissage.

Le microbe du choléra a été découvert par Koch, en 1883.

7. — En cas de choléra, on ne doit se servir que d'eau bouillie.

Typhus. — Le *typhus* est une *fièvre* qui éclate au bout de dix à douze jours d'incubation, et qui se produit à la suite de guerres ou de misère physique et de dépression morale.

Lèpre. — La *lèpre* est une maladie de peau dont le microbe a été découvert par Hansen.

Fièvre typhoïde. — La *fièvre typhoïde,* comme le choléra, a son siège dans les intestins; elle est souvent très grave dans nos régions.

8. — L'*eau* est le principal véhicule de ce microbe.

9. — L'on ne doit pas négliger de passer les linges du malade, de même que pour le choléra, dans des solutions antiseptiques avant de les faire laver.

10. — La fièvre typhoïde est caractérisée par des plaques violacées qui se produisent sur l'estomac.

Le microbe de la fièvre typhoïde a été découvert par Eberth.

11. Petite vérole. — La *petite vérole* est une fièvre *éruptive très contagieuse,* qui tue souvent et toujours défigure par les croûtes que laissent sur la figure les boutons de l'éruption. La période d'incubation de cette maladie est de dix à douze jours.

12. — On a aujourd'hui un *moyen infaillible pour la combattre,* c'est la *vaccination* DÉCOUVERTE A LA FIN DU XVIIIe SIÈCLE PAR JENNER, médecin anglais.

13. Scarlatine. — La *scarlatine,* fièvre éruptive dont l'incubation ne dure pas plus de vingt-quatre à quarante-huit heures. Elle est caractérisée par un fort mal de gorge et une éruption qui couvre tout le corps d'une rougeur intense. A la fin de l'éruption, l'épiderme s'écaille et pèle. C'est l'époque la plus contagieuse de cette maladie. La desquamation se termine par les pieds; à la fin on donne un ou deux bains désinfectants, et le malade ne doit pas être rendu à la circulation avant de les avoir pris.

14. Rougeole. — La *rougeole* est une fièvre éruptive. Elle est *très contagieuse surtout au début,* où elle est caractérisée par une apparence de *rhume de cerveau,* éternuement, toux, etc. La période d'incubation est de dix à douze jours. Le microbe de la rougeole est encore inconnu.

15. Diphtérie. — La *diphtérie* est une maladie contagieuse qui attaque plus souvent les enfants que les adultes. Elle se manifeste sous deux formes :

16. — 1° L'*angine couenneuse* qui a son siège dans le pharynx ; 2° le *croup* qui a son siège dans le larynx.

La diphtérie se manifeste par des membranes blanches qui se forment dans la gorge. Elle est *très contagieuse,* et le microbe en est des plus résistants. Aucune précaution de désinfection ne peut être de trop.

17. — On traite la diphtérie par des injections de *sérum antidiphtérique* (1).

---

(1) Voir dix-huitième leçon.

18. Erysipèle. — L'*érysipèle*, maladie de la peau, qui provient de l'infection du sang. *Extrêmement contagieuse.* On distingue entre l'érysipèle médicinal et l'érysipèle chirurgical qui se manifeste autour d'une blessure ou d'une plaie.

19. Peste. — La *peste*, maladie épidémique, rarement introduite dans nos pays. Incubation très rapide. Se traduit par l'inflammation des ganglions lymphatiques. Se traite au moyen du *sérum antipesteux* (1).

Oreillons. — Les *oreillons*, maladie contagieuse, très douloureuse; vingt et un jours d'incubation.

Coqueluche. — La *coqueluche*, maladie contagieuse à laquelle les enfants échappent rarement; dix à douze jours d'incubation.

20. Tuberculose. — Enfin, la *tuberculose* ou *phtisie*, que nous traiterons dans un chapitre à part et dont les ravages toujours croissants ne sauraient être exagérés. LE MICROBE DE LA PHTISIE A ÉTÉ DÉCOUVERT PAR KOCH.

Certaines de ces maladies microbiennes ne présentent pas de danger de contagion, mais n'en sont pas moins extrêmement graves. On les traite au moyen de la *sérothérapie.*

De ce nombre sont la rage, le tétanos (2).

21. Rage. — La découverte du microbe de la rage et du *sérum antirabique* EST DUE A PASTEUR. L'incubation est de quinze jours à trois mois. Les cas de rage sont traités dans les Instituts Pasteur mêmes.

(1-2) Voir dix-huitième leçon.

22. Tétanos. — Le *tétanos*, maladie qui s'introduit dans l'organisme par la souillure d'une plaie si celle-ci a été en contact avec de la terre ou du fumier. L'incubation dure de sept à huit jours. Le traitement se fait par le *sérum antitétanique* de Calmette.

Le microbe du tétanos a été découvert par Nicolaër.

II

Prophylaxie

23. Prophylaxie. — On appelle *prophylaxie* ou moyen de protection contre les maladies contagieuses, les mesures de précautions indispensables en cas de maladies contagieuses.

24. — Mesures générales :

Isolement du contagieux;
Propreté scrupuleuse;
Costume spécial pour ceux qui soignent les malades;
Antisepsie absolue.

En cas de fièvre typhoïde ou de choléra. — Faire *bouillir toute l'eau* potable et autre; faire tremper les linges des malades dans une solution antiseptique et désinfecter les vases et cuvettes.

En cas de tuberculose. — Usage spécial au malade de tout verre ou ustensile. Se servir de *crachoir* pour cracher; ne jamais cracher autour de soi.

Mesures a prendre par l'infirmière. — Se laver les mains *avant* et *après* avoir soigné; mettre une blouse spéciale pour rester auprès du malade; l'enlever en le quittant. Se gargariser : solution désinfectante, une cuillerée d'acide phénique pour un litre d'eau.

DÉSINFECTANTS pour nettoyages en cas de contagion (typhoïde, choléra) :

25. — *Sulfate de cuivre* pour la désinfection des selles, 50/1000.

26. — Pour la désinfection des linges avant de les donner au blanchissage : *sublimé* au 1000e, 1 litre pour 4 litres d'eau.

QUESTIONNAIRE

QUATRIÈME LEÇON

I

1. — Qu'est-ce que la contagion ?

2. — Comment s'exerce-t-elle ?

3. — Quelles sont les trois voies par lesquelles se propage la contagion ?

4. — Dites le nom des principales maladies contagieuses.

5. — Comment se propage le microbe du choléra ?

6. — Quelle est la précaution essentielle à prendre au sujet du linge d'un cholérique ?

7. — Quelle est la précaution à prendre au sujet de l'eau ?

8. — Quel est le principal véhicule du microbe de la fièvre typhoïde ?

9. — Quelle précaution doit-on prendre pour le linge d'un typhique ?

10. — Quelle est la caractéristique de la fièvre typhoïde ?

11. — Qu'est-ce que la petite vérole et quel est son grave danger ?

12. — Quel est le moyen infaillible découvert pour combattre la petite vérole ? Par qui a été découvert ce moyen ?

13. — Quelle est la caractéristique de la fièvre scarlatine ? Comment se fait l'éruption ; comment se termine-t-elle ?

14. — Que sait-on de la rougeole au point de vue de son microbe et de sa contagion ?

15. — Quelles sont les deux formes de la diphtérie ?

16. — Quel est le siège de l'*angine couenneuse?* Quel est le siège du *croup?*

17. — Comment traite-t-on aujourd'hui la diphtérie ?

18. — Qu'est-ce que l'érysipèle?

19. — Quel genre de maladie est la peste?

20. — Quelle est la plus terrible des maladies contagieuses et qui cause le plus de ravages?

21. — A qui doit-on la découverte du microbe de la *rage* et celle de son traitement?

22. — Qu'est-ce que le *tétanos?* Comment se traitent ces deux maladies ?

II

23. — Qu'est-ce que la prophylaxie?

24. — Quels sont les principaux moyens de protection contre les maladies contagieuses?

25. — Nommez un bon désinfectant pour les nettoyages et la désinfection des vases.

26. — Nommez un bon désinfectant pour la désinfection des linges.

CINQUIÈME LEÇON

LA TUBERCULOSE

I

1. — La tuberculose est une maladie de l'état général qui s'attaque à tous les êtres vivants, hommes ou animaux, et parmi ceux-ci plus spécialement à l'espèce bovine.

2. Bacille de Koch. — Elle est caractérisée par un bacille spécial, dit *bacille de Koch*, du nom du savant qui le découvrit en 1882, et qui se trouve avant tout dans les *crachats* du malade.

3. — Il s'attaque le *plus souvent* à l'appareil respiratoire, et la maladie est dite alors *tuberculose pulmonaire* ou *phtisie*, mais il peut aussi se porter sur un autre organe ou sur la constitution en général; tel est le cas dans la *tuberculose osseuse*.

4. Symptômes. — Les premiers symptômes de cette terrible maladie, la tuberculose pulmonaire, sont le pâlissement et l'amaigrissement de l'individu atteint; celui-ci tousse et crache abondamment, en même temps qu'il est atteint d'une fièvre persistante qui le consume. Il dépérit à vue d'œil, d'où le nom de « consomption », donné également à cette tuberculose.

5. Travail. — Lorsque le microbe attaque le poumon, il en ulcère les tissus qui, se décomposant, sont rejetés au dehors et éliminés par les *crachats.*

6. Crachats. — L'on comprendra que le danger principal réside dans les crachats, chargés de bacilles, qui constituent ainsi le pire moyen de propagation de la tuberculose; car, le crachat se dessèche, il est *réduit* en poussière et les microbes se trouvent répandus dans l'air.

7. — C'est pourquoi la première et indispensable précaution à prendre, c'est de donner *un crachoir* au malade, et de lui faire comprendre qu'il ne *doit* jamais exposer ses voisins au danger de la maladie, en crachant autour de lui, car c'est là le mode de contagion de la maladie.

8. Contagion. — C'est un docteur militaire nommé *Villemain* qui, le premier, a découvert et retracé le mode de contagion de la phtisie.

La France est le pays du monde qui souffre le plus des ravages de la tuberculose; la mortalité par an en est effrayante et c'est par cinquantaine de mille que ses victimes se comptent.

9. La tuberculose et l'alcoolisme. — La tuberculose n'a augmenté que depuis que l'*alcoolisme* a fait de si grands progrès, minant les plus fortes constitutions. L'alcool prépare le chemin de la tuberculose, parce qu'il détruit nos moyens de défense, nos tissus et les cellules qui résistent au mal.

10. — Et, cependant, cette maladie peut être *évitée* et, de plus, elle a été reconnue *curable* au début.

11. — Le seul moyen dont on dispose encore aujourd'hui pour la combattre, c'est l'*hygiène*. Il faut agir à l'avance en vue de ceux que la maladie n'a pas encore atteints. *Isoler* le malade, lui apprendre à s'*isoler* lui-même, à se soigner *pour lui-même,* en se nourrissant, en fortifiant l'état général, et, pour *les autres,* en ne répandant pas le mal autour de lui; se servant d'ustensiles particuliers (fourchettes, verres, cuillers) et de crachoirs, c'est le but des *dispensaires* et des *sanatoria anti-tuberculeux* qui se fondent si nombreux aujourd'hui. Quand la tuberculose est soignée *tout à fait* à ses débuts, elle peut être enrayée; quand il est trop tard, il faut chercher à en préserver les autres.

QUESTIONNAIRE

CINQUIÈME LEÇON

1. — Qu'est-ce que la tuberculose?

2. — Comment s'appelle le microbe de cette maladie et où se trouve-t-il tout spécialement localisé?

3. — Quelle est sa forme la plus répandue?

4. — Quels sont les premiers symptômes de la maladie généralement?

5. — De quoi les crachats sont-ils le symptôme et la preuve?

6. — Comment le crachat est-il le propagateur de la contagion de la tuberculose?

7. — Quelle est la première précaution indispensable à prendre en conséquence?

8. — Qui a découvert et retracé ce mode de contagion de la phtisie?

9. — Quel est le vice qui développe le plus les progrès de la tuberculose?

10. — La tuberculose est-elle curable?

11. — Quels sont les divers moyens dont on dispose aujourd'hui à cet effet?

SIXIÈME LEÇON

LA VACCINATION

I

1. Vaccine. — La *vaccine* est une légère maladie qui empêche la variole.

2. Vaccination. — La *vaccination* est une petite opération qui consiste à introduire dans l'organisme, par une petite piqûre, un virus appelé *vaccin*.

3. Vaccin. — Le *vaccin* est la sérosité empruntée aux pis des vaches atteintes de *cowpox*, qui préserve de la variole.

4. — C'est ce qu'on appelle pratiquer une *inoculation*.

Cowpox. — C'est donc cette inoculation du vaccin, c'est-à-dire de la sérosité empruntée aux pis des vaches atteintes de *cowpox*, qui a été reconnue par JENNER, comme préservatif infaillible contre la variole.

5. Jenner. — C'est en 1796 que le médecin anglais JENNER fit cette découverte, qui ne fut connue du public que deux ans plus tard, et ne fut pratiquée régulièrement qu'en 1800, par le docteur Touret.

6. — Jenner remarqua qu'une servante qui trayait les

vaches, avait les mains couvertes de pustules, et que ces pustules ou *cowpox* la préservaient de la variole. Il eut donc là pensée d'inoculer à quelqu'un de la sérosité provenant du pis d'un animal atteint de ces pustules, et cet individu se montra également réfractaire à la variole.

7. — Au début, l'on vaccinait de bras à bras, c'est-à-dire l'on prenait le vaccin chez une personne vaccinée elle-même, et le vaccin se transmettait ainsi de l'un à l'autre. Mais ce moyen avait de grands inconvénients :

1o Le danger de transmission d'autres maladies avec la vaccine;

2o La perte des vertus du vaccin après plusieurs transmissions de la sorte.

8. — Aujourd'hui on ne pratique plus que la *vaccination animale*, c'est-à-dire que le vaccin est pris *directement* sur la vache pour être transmis à l'individu.

PRATIQUE

1o Les enfants doivent être vaccinés de six semaines à deux mois.

2o Une deuxième vaccination sera bonne de onze à douze ans.

3o Une troisième vaccination, de vingt à vingt-cinq ans.

4o Une quatrième vaccination, de trente à quarante-cinq ans.

9. — Nous voyons d'après ce qui précède que l'*immunité* de la vaccination ne dure qu'un certain temps, *tout au plus* une dizaine d'années.

En temps d'épidémie la vaccination est une précaution indispensable à prendre.

10. — Pour vacciner, toutes les règles de l'antisepsie et de l'asepsie doivent être observées.

La lancette ou le vaccino-style doivent être stérilisés; les parties à toucher et les mains doivent être savonnées, puis passées à l'éther ou à l'alcool. Le vaccin pour être bon doit être limpide et tenu au sec.

11. — Un seul bouton suffit pour assurer la préservation. La durée de l'évolution est tout au plus de huit ou neuf jours. Le vaccin ne « prend » pas toujours; dans ce cas, il est bon de revacciner au bout d'un certain temps. Il faut bien laisser sécher le lieu vacciné avant de le recouvrir et puis mettre dessus une compresse pour éviter le frôlement des habits; la vaccination se fait de préférence au bras.

12. — Il ne faut pas vacciner dans le cas d'une nature disposée à l'eczéma, à la gourme ou à l'impétigo.

QUESTIONNAIRE

SIXIÈME LEÇON

1. — Qu'est-ce que la vaccine ?

2. — Qu'est-ce que la vaccination ?

3. — Qu'est-ce que le vaccin ?

4. — Comment s'appelle cette petite opération ?

5. — Qui a trouvé ce remède de la variole, ou plutôt ce préservatif ?

6. — Comment l'a-t-il découvert, et que fit-il pour s'en assurer ?

7. — Quel était le danger de la transmission du vaccin de bras à bras ?

8. — Comment vaccine-t-on aujourd'hui ?

9. — Combien de temps est-on protégé contre la maladie par la précaution de la vaccination ?

10. — Quelles règles doit-on observer dans les cas de vaccination ?

11. — Quelle est la durée de l'évolution de la vaccination ?

12. — Dans quels cas ne faut-il jamais vacciner ?

SEPTIÈME LEÇON

LA FIÈVRE

I

1. Fièvre. — La *fièvre* est un état de malaise général qui accompagne presque toujours toutes les maladies; elle en est toujours un symptôme.

2. Symptômes. — La fièvre se manifeste par :

1° L'élévation de la température;
2° L'accélération des battements du cœur (pouls);
3° Une suractivité de combustion organique.

3. — Elle débute par un état de malaise (pesanteur, courbatures) suivi de *frisson*; le *frisson* est un signe certain de fièvre, et souvent la nature et la durée du frisson indiquent le genre de la fièvre.

4. — Chez un blessé, le frisson est très grave, car il dénote presque toujours une complication, de sorte que l'infirmière ne saurait trop y veiller.

5. Phases. — Les trois *phases* de la fièvre sont :

Le frisson;
La chaleur sèche;
La transpiration.

6. — Il y a trois choses à surveiller chez un fiévreux : le pouls, la respiration, la température.

7. Pouls. — Le *pouls* se tâte au poignet, sur l'artère radiale; on se sert d'ordinaire de l'index et du médium pour sentir le pouls; jamais *du pouce* à cause de l'artère qui se trouve au bout de celui-ci. Le bras du malade doit être appuyé.

8. — Le pouls varie suivant l'âge :

Chez les vieillards il est d'environ	60 à 65	à la minute.
Chez les adultes.................	65 à 72	—
Chez les enfants de 7 ans........	88 à 94	—
Chez les enfants de 5 ans........	94 à 100	—
Chez les nouveau-nés............	100 à 130	—

Et le chiffre normal du pouls varie encore souvent légèrement avec les individus et selon les circonstances, de sorte qu'il ne faut jamais se fier au pouls comme indice certain de fièvre. La fréquence du pouls n'a d'importance que si elle coïncide avec l'élévation de la température.

9. — Le pouls peut être *fort* ou *faible*, *régulier* ou *inégal.*

10. — L'*inégalité* ou l'*intermittence* indiquent une maladie de cœur ou tout au moins une mauvaise circulation.

La *dureté* du pouls indique un état inflammatoire.

La *lenteur* du pouls indique un appauvrissement du sang.

Le pouls *redoublé* (c'est-à-dire deux battements puis un arrêt) est un sûr indice de fièvre typhoïde.

11. La respiration. — Dans la respiration il y a deux mouvements : l'inspiration et l'expiration.

Le nombre normal des respirations est pour :

Un adulte	16-18	à la minute.
De 15 à 18 ans	20	—
De 8 à 15 ans	25	—
Chez les petits enfants ..	35-40	—

Dans certaines maladies la respiration augmente ou diminue.

12. La température. — L'élévation de la température est le seul signe *certain* de fièvre.

13. — On enregistre la température au moyen du *thermomètre*. Il n'y a guère qu'une quarantaine d'années qu'on se sert de thermomètres.

14. Thermomètre. — L'instrument qui sert d'habitude est appelé *thermomètre à maxima,* parce qu'il retient la température la plus élevée et qu'il ne baisse pas. Il est divisé en degrés et en dixièmes de degré.

15. — La *température* peut être prise, soit extérieurement, sous l'aisselle, soit intérieurement, au rectum. Dans des cas de maladie grave, il est toujours préférable de la prendre au rectum.

Il y a environ 4 à 5 dixièmes de différence entre la température intérieure et la température extérieure.

16. — On prend la température d'un malade, le matin et le soir, *après un moment de calme,* et dans la journée, si l'on remarque quelque chose d'anormal.

17. — *Avant* de prendre la température, il faut voir que la colonne de mercure soit bien *au bas* du thermomètre et non divisée.

18. — *Après* avoir pris et noté la température, il faut faire redescendre le mercure, laver l'instrument, le passer à l'alcool et le remettre en place soigneusement. Le thermomètre doit être laissé en place environ dix minutes.

19. Thermométrie. — La température normale est de 36° 8 à 37° 5.

Fièvre moyenne....................	38°.
Fièvre forte............................	38°-39°.
Fièvre très forte........................	39°-40°.
Fièvre élevée...........................	40°.
Fièvre très élevée.....................	40°-41°.

20. — La température ne peut jamais baisser au dessous de 32 degrés (elle n'atteint guère ce point que dans le *choléra*) et elle ne saurait s'élever au dessus de 42 degrés (sauf dans le cas de tétanos où elle se maintient au dessus de 42 degrés, parfois même après la mort).

21. Feuilles de température. — On note le *pouls*, la *respiration* et la *température*, sur des feuilles préparées à l'avance, dites *feuilles de température*. Chaque fois que l'on relève la température, le pouls ou la respiration, c'est-à-dire le matin et le soir, l'on fait des points correspondant au chiffre indiqué sur la feuille, et l'on relie ces points par des lignes.

22. — Ces tracés, qui doivent être de couleurs différentes pour le pouls, la respiration ou la température, s'appellent des *courbes*.

Dans les hôpitaux, la feuille de température de chaque malade est placée au dessus de son lit pour que le médecin puisse y jeter les yeux dès qu'il en approche.

II

1. Fièvres diverses. — Il y a différentes sortes de fièvres :

1o La Fièvre continue, qui dure des jours et des semaines.

2o Les Fièvres intermittentes, qui durent quelques heures et reprennent à des moments fixes et à intervalles réguliers.

3o Les Fièvres bénignes ou éphémères, qui durent tout au plus vingt-quatre ou trente-six heures.

4o Les Fièvres inflammatoires, qui sont caractérisées par une courbature prononcée, un violent mal de tête, et une vive coloration du visage.

5o Les Fièvres bilieuses, caractérisées par la pâleur jaunâtre du visage.

6o Les Fièvres paludéennes ou pernicieuses, provoquées par des miasmes d'eau stagnante et qui sont d'habitude rapportées des pays étrangers. Telle est la *fièvre jaune.* On se débarrasse difficilement des influences des fièvres paludéennes.

2. — 7o Les Fièvres graves, telles sont la fièvre typhoïde ou la fièvre cérébrale.

8o Les Fièvres de croissance, se manifestent chez les enfants, peu accentuées, mais provoquent de vives douleurs articulaires et musculaires.

(Il est à noter que chez les enfants la température s'élève très facilement sans cause grave et tombe également vite.)

3. — 9o Les Fièvres éruptives, qui se manifestent dans les maladies contagieuses comme suit :

PHASES DE LA FIÈVRE DANS LA

4. Scarlatine. — Ascension brusque de la température, frissons accompagnés souvent de symptômes nerveux graves; pas d'abaissement immédiat jusque vers le huitième jour *après* l'éruption.

5. Variole. — Frissons, brusque élévation de la température à 40 degrés et plus. Abaissement lors de l'éruption, mais retour de la fièvre lors de la suppuration.

6. Pneumonie. — Frisson unique et violent. La température s'élève rapidement et reste élevée vers 39 à 40 degrés pendant quelques jours, puis elle redescend graduellement.

7. Rougeole. — La température monte lentement et augmente jusque vers le cinquième jour, sans pourtant atteindre 40 degrés d'ordinaire. Si elle continue à monter cela peut présager une pneumonie, ce qui arrive chez les adultes.

8. Typhoïde. — La température monte graduellement tous les jours, et le troisième ou quatrième soir elle atteint 40 degrés.

Ces renseignements sont très utiles à recueillir pour le médecin qui compte toujours les *jours* de fièvre.

En cas de fièvre, la responsabilité d'une infirmière est très grande, car on ne sait jamais quelle complication peut surgir.

9. — Elle ne saurait être trop attentive, chez un malade fiévreux, au moindre symptôme, qu'elle aura soin de signaler au médecin.

10. — Le seul traitement que l'on pratique contre la fièvre typhoïde sont les bains et les enveloppements froids.

QUESTIONNAIRE

SEPTIÈME LEÇON

I

1. — Qu'est-ce que la *fièvre*?

2. — Comment se manifeste-t-elle?

3. — Comment débute-t-elle?

4. — Quelle est la gravité du frisson chez un blessé?

5. — Indiquez les trois *phases* de la fièvre.

6. — Que doit-on surveiller principalement chez un fiévreux?

7. — Comment se tâte le pouls?

8. — Comment varie le pouls avec l'âge?

9. — Quels sont les caractères variables du pouls d'un malade?

10. — Qu'indique l'inégalité ou l'intermittence du pouls? Qu'indique la dureté du pouls? Qu'indique la lenteur du pouls? Qu'indique le pouls redoublé?

11. — Qu'est-ce que l'inspiration et l'expiration?

12. — Quel est le signe *certain* de la fièvre?

13. — Comment s'en assure-t-on et comment l'enregistre-t-on?

14. — Quel nom spécial portent les thermomètres qui servent à prendre la température?

15. — Comment prend-on la température?

16. — A quel moment?

17. — Que doit-on faire *avant* de prendre la température?

18. — Que doit-on faire *après* avoir pris la température?

19. — Quelle est la température considérée comme la normale?

20. — Jusqu'où peut-elle baisser ? Jusqu'où peut-elle monter?

21. — Comment note-t-on le pouls, la respiration et la température ?

22. — Qu'est-ce que les *courbes* sur les feuilles de température ?

II

1. — Nommez les différentes sortes de fièvres.

2. — Nommez deux sortes de fièvres très graves.

3. — Nommez les différentes sortes de fièvres éruptives.

4. — Comment se manifeste la fièvre en cas de scarlatine ?

5. — Comment se manifeste la fièvre en cas de variole ?

6. — Comment se manifeste la fièvre en cas de pneumonie?

7. — Comment se manifeste la fièvre en cas de rougeole ?

8. — Comment se manifeste la fièvre en cas de typhoïde ?

9. — Que doit faire l'infirmière au sujet des moindres symptômes de fièvre ?

10. — Quel est le traitement de la fièvre typhoïde aujourd'hui ?

HUITIÈME LEÇON

LES BAINS ET LES ENVELOPPEMENTS FROIDS

I

Les anciens faisaient un emploi fréquent d'eau, qu'ils avaient en grande abondance. On retrouve des traces de cet usage dans leurs anciens thermes que les fouilles ont mis au jour un peu partout dans ce qui constituait autrefois le monde civilisé.

Par contre, en France, on dispose de volumes d'eau bien moins considérables et l'emploi en est beaucoup moins répandu.

I. — Pourtant, cet emploi est indispensable au triple point de vue de la *propreté*, de l'*hygiène* et de la *thérapeutique*.

Propreté et hygiène. — On rencontre souvent dans nos campagnes et du reste ailleurs, chez nous, une sorte de préjugé contre l'usage de l'eau et la propreté ! Il faut réagir contre cela, car la *propreté est indispensable à la santé*.

Que de fois nous avons entendu dire aux jeunes mères, au sujet de la tête de leurs bébés couverte de véritables croûtes faites de poussières et de pellicules accumulées, qu'elles ne se hasardaient pas à la nettoyer de peur que l'enfant ne prenne froid.

Tout récemment encore, les bains étaient redoutés et l'emploi de l'eau est fort peu répandu dans nombre de familles. Des habitudes de simple propreté sont trop souvent inconnues, et c'est alors que toute blessure engendre de suite les plus graves complications.

Il faut oser le dire et le redire, aucune précaution d'hygiène, aucune médication, ne vaudront ce que sera pour la santé générale et l'entretien des forces l'usage constant de l'eau ; la propreté est aussi nécessaire au corps que l'air aux poumons.

2. — Le *bain* agit tout d'abord sur la peau.

3. — Ce revêtement du corps remplit deux fonctions :

Celle de protection ;
Celle de respiration.

4. — A la surface de la peau se trouvent des *papilles* et des *pores* où aboutissent les extrémités des veines et des nerfs.

5. — Là se trouvent deux sortes de glandes :

Les glandes sudoripares ;
Les glandes sébacées ;

6. — Celles-ci sécrètent toujours une sorte de vernis nommé *sébum*.

7. — L'on comprendra facilement qu'il est *nécessaire* de nettoyer constamment la surface de la peau, sans cela les pores se trouvent bouchés par ces sécrétions et les poussières qui s'y accumulent, et la peau s'acquitte mal de ses fonctions respiratoires.

8. — De là le danger de la malpropreté qui engendre depuis les phlegmons jusqu'aux plus graves maladies.

9. — La transpiration est donc également une chose nécessaire *pour éliminer* les impuretés du corps, car la saleté de la peau peut devenir la cause d'une *intoxication* (empoisonnement) générale.

Des expériences ont été faites sur des animaux dont les corps furent enduits de vernis empêchant l'élimination, amenant ainsi la mort par intoxication.

Le *système Kneipp*, dont on a beaucoup parlé ces dernières années, est simplement un système d'*hydrothérapie*, dont le principal bienfait est l'usage constant de l'eau, amenant la propreté générale.

10. — L'action de l'eau sur la peau est double :

Elle agit par *constriction* (par la froidure);
Elle agit par *dilatation* (par la chaleur),

et il est aussi indispensable de connaître cette action pour éviter les imprudences qui parfois peuvent naître de l'usage inconsidéré ou mal appliqué de l'eau employée trop froide ou trop chaude.

11. — Dans la constriction, le sang retourne au cœur soudainement et y produit une dilatation. Résultats : congestion du cœur, possibilité d'une syncope.

Signe : pâleur du visage d'où le sang se retire.

12. — Dans la dilatation, le sang est amené brusquement à la peau et se retire du cœur et du cerveau. Résultats : anémie, vertige, syncope par action contraire.

II

13. Thérapeutique. — Au point de vue thérapeutique, le bain agit de trois façons :

1° Par la température;
2° Par la pression ;
3° Par la durée.

14. — La température des bains varie *selon le tempérament* et *selon le climat*.

15. — Étant donnée la température du corps à l'aisselle, 37 degrés, et celle de la peau, sous les vêtements, 32 degrés,

16. — La température du bain doit varier entre ces degrés, en deçà et au delà, selon qu'il doit être tiède, chaud ou froid.

17. — Bains tièdes. — Ils varient entre 30 et 35 degrés *selon les tempéraments*. Ils sont *calmants*, de durée d'environ trois quarts d'heure à une heure, et peuvent être pris *deux fois* par jour sans danger.

18. — Bains chauds, en moyenne de 35 à 38 degrés; mais il faut ici encore tenir grand compte des tempéraments qui peuvent supporter plus ou moins de chaleur les uns que les autres. 40 degrés est d'ordinaire le maximum pour les bains chauds.

19. — *Dans quels cas on donne des bains chauds locaux ou généraux.*

1° Pour arrêter une hémorragie;

2° En cas de vomissement de sang (plaies ulcéreuses de l'estomac: lavements d'eau chaude de 40 à 50 degrés);

3° *Chez les enfants* atteints de bronchites et asphyxiés par les mucosités; toutes les trois heures, de cinq à six minutes de durée, à 38 degrés;

4° En cas de *panaris*, au début, lorsque l'inflammation est encore superficielle, on se sert de compresses et de bains chauds antiseptiques à 40 degrés. Ils facilitent la localisation de l'inflammation.

20. — Bains froids. — Les bains froids sont employés

en thérapeutique en cas de fièvres infectieuses, pour : 1° abaisser la température ; 2° calmer le malade ; 3° faire fonctionner les reins et la peau afin d'éliminer les toxiques du corps.

21. — Ils agissent sur les nerfs profonds et facilitent la respiration.

22. — Ils constituent le traitement principal de plus en plus employé de la *fièvre typhoïde*. En Allemagne, ils sont parfois donnés trop sévèrement à la température de 20 degrés. En France, on les donne rarement au dessous de 25 degrés.

23. — Il y a de *très grandes précautions* à prendre en donnant un bain froid à un malade, et ce ne doit être fait qu'avec beaucoup de prudence par une personne en ayant l'expérience, sur l'avis formel du médecin :

1° Avant le bain. — Prendre la température du malade ; lui faire boire une tasse de thé bien chaud, et souvent le médecin fera une injection tonique cardiaque.

2° Pendant le bain. — Le bain devra durer environ dix minutes ; l'on devra appliquer une compresse fraîche sur la tête du malade et frictionner le corps dans l'eau. Il sera nécessaire de surveiller le visage en cas de pâleur ou de frisson.

3° Après le bain. — Au sortir du bain on enveloppera le malade dans des linges chauffés et des couvertures de laine, et si la réaction ne se fait pas bien il faudra la provoquer par des boissons chaudes et des frictions. On reprendra la température une demi-heure après le bain.

24. — En cas de syncope on fera des frictions et des injections de caféine. On peut donner au maximum huit bains en vingt-quatre heures.

25. Les Enveloppements froids. — Les enveloppements froids remplacent quelquefois les bains froids.

26. — On procède comme suit :

On plie un grand drap en quatre ou en huit, on le trempe dans l'eau froide et on l'essore à deux vivement. Puis on l'étend sur un drap en caoutchouc placé lui-même sur une ou deux couvertures de laine. Le malade étant placé au bord du lit, on glisse le tout sous lui et on l'enveloppe rapidement. L'enveloppement doit durer de dix minutes à un quart d'heure.

27. — La température doit être prise avant et après, et ce traitement peut être répété toutes les deux heures ou deux heures et demie.

28. — En cas de *broncho-pneumonie*, les enveloppements froids du thorax remplacent parfois les cataplasmes. Mais leur emploi est peu répandu encore en France.

29. — Ils se font avec huit ou dix doubles de tarlatane trempée et essorée et enroulée autour du thorax avec de la toile gommée et une enveloppe de laine par dessus.

30. — En cas de *douches* on doit éviter le *jet plein* et ne jamais doucher la nuque ou l'estomac.

31. — Un bain ou un enveloppement froid doit toujours être précédé de l'auscultation du cœur par le médecin.

III

32. Bains médicamenteux

33. — Bains salés (fortifiants) :

Pour les adultes, 1 à 5 kilos de chlorure de sodium, 500 grammes carbonate de soude.

Pour les enfants, 2 kilos de chlorure de sodium, 200 grammes carbonate de soude.

34. — Bains sinapisés (révulsifs). — 80 grammes de farine de moutarde dans un linge pour 40 litres d'eau. (Pour ces bains, délayer d'abord la moutarde dans l'eau froide, ainsi que pour les bains de pieds sinapisés.)

35. — Bains de soufre (antirhumatismaux). — 100 grammes sulfure de potassium pour 40 litres.

La « sulfurine » est employée parce qu'elle n'abîme pas les baignoires.

36. — Bains d'amidon (adoucissants). — 500 grammes d'amidon délayés dans 6 litres d'eau, puis ajoutés au bain.

Bains alcalins (adoucissants). — 200 grammes de carbonate de soude pour un bain ordinaire (40 litres).

Bains de son (adoucissants). — 3 kilos (dans un linge).

37. — Bains de tilleul (calmants). — 1 kilo de tilleul (dans un linge).

38. — Bains de sublimé (désinfectants). — 10 grammes à 20 grammes de bichlorure de mercure pour un bain.

QUESTIONNAIRE

HUITIÈME LEÇON

I

1. — Quelles sont les trois conditions essentielles de l'existence qui dépendent de l'*usage de l'eau*?

2. — Comment agit le *bain*?

3. — Quelles sont les deux fonctions de la *peau*?

4. — Que trouve-t-on à la surface de la *peau* en l'examinant au microscope?

5. — Nommez les deux sortes de *glandes* qui se trouvent sous la peau.

6. — A quoi servent-elles?

7. — Que faut-il en conclure?

8. — A quel *danger* s'expose-t-on en *négligeant* la propreté?

9. — A quoi sert la *transpiration*?

10. — Quelle est l'*action* de l'eau sur la peau?

11. — Quel est l'effet de la *constriction*?

12. — Quel est l'effet de la *dilatation*?

II

13. — De quelles façons agit le bain sur l'organisme?

14. — Quelles sont les deux conditions dont il faut tenir compte pour la température à donner au bain?

15. — Quelle est à peu près la température du corps sous l'aisselle? Quelle est à peu près la température de la peau sous les vêtements?

16. — Que faut-il en conclure pour la température d'un bain?

17. — Quel est l'effet d'un bain tiède? Entre quels degrés doit varier sa température? Quelle peut être sa durée?

18. — Quelle peut être la température d'un bain chaud selon le tempérament?

19. — Dans quels cas prescrit-on des bains chauds locaux ou généraux ?

20. — Dans quels cas emploie-t-on aujourd'hui de plus en plus les bains froids en médication, et dans quel but?

21. — Comment agissent-ils?

22. — Dans quel cas spécial sont-ils surtout employés?

23. — Quelles sont les précautions à prendre en donnant un bain froid à un malade, *avant, pendant* et *après* le bain?

24. — Que doit-on faire en cas de syncope?

25. — Par quoi remplace-t-on parfois les bains?

26. — Comment procède-t-on pour faire un enveloppement froid?

27. — Quelle précaution doit être prise avant et après ce traitement?

28. — Dans quel cas spécial se sert-on de ce mode de médication?

29. — Comment y procède-t-on?

30. — Que faut-il éviter lorsqu'on douche?

31. — Quelle est la précaution que prend toujours le médecin avant un bain ou un enveloppement froid?

III

32. — Nommez quelques bains médicamenteux.

33. — Qnel est l'effet d'un bain salin?

34. — Quel est l'effet d'un bain sinapisé?

35. — Quel est l'effet d'un bain sulfureux?

36. — Quel est l'effet d'un bain alcalin, d'un bain d'amidon ou de son?

37. — Quel est l'effet d'un bain de tilleul?

38. — Dans quel but prescrit-on un bain de sublimé?

NEUVIÈME LEÇON

LA CIRCULATION DU SANG

1. Vaisseaux de la circulation. — L'organe central de notre circulation est le *cœur*.

2. — Le cœur est pareil à un grand muscle creux.

3. — Nous avons deux cœurs : le cœur droit et le cœur gauche, formant un seul tout, et pourtant indépendants l'un de l'autre, et séparés par une cloison verticale dans le sens de la hauteur.

4. — Le sang est répandu à travers tout le corps au moyen d'*artères*, de *veines*, et de *vaisseaux capillaires*, et la circulation se fait de la manière suivante :

5. — Le sang part du cœur et revient au cœur, en passant par tout l'organisme. Il part du *cœur gauche* par les artères qui sont les vaisseaux profonds. Il revient au cœur par les veines qui sont des vaisseaux plus petits et plus superficiels.

6. — Il y a une troisième catégorie de vaisseaux tout à fait superficiels, dits *vaisseaux capillaires*, placés entre les artères et les veines et qui sont chargés de distribuer le sang jusque dans les dernières ramifications de l'organisme.

7. — Durant son trajet, le sang passe dans les poumons où il arrive *noirâtre,* chargé des déchets de l'organisme.

8. — Dans les poumons, il est purifié et nettoyé par la *respiration,* et retourne ensuite rouge au cœur.

9. Hémorragies. — Le sang artériel est plus foncé que le sang veineux et il est facile de reconnaître une hémorragie artérielle d'une hémorragie veineuse par la couleur du sang, mais aussi et surtout on distingue ces deux sortes d'hémorragies par la façon dont le sang jaillit.

10. — Dans une *hémorragie artérielle,* le sang jaillit par saccades, correspondant aux battements du cœur. Dans une *hémorragie veineuse,* le sang coule et bave autour de la plaie, mais ne jaillit pas.

11. — Le sang se compose de millions de globules qui lui donnent sa couleur et d'un sérum aqueux blanc, semblable à de l'eau.

C'est ce sérum qui est remplaçable par ce qu'on appelle le « sérum artificiel » (de l'eau salée, 7 grammes pour 1000), dans les cas d'hémorragie grave et de trop grande perte de sang, et dans les cas d'anémie profonde.

12. Nerfs moteurs de la circulation. — Deux nerfs actionnent les mouvements du cœur :

1° Le nerf *modérateur* ou *pneumo-gastrique ;*
2° Le nerf *accélérateur* ou *grand sympathique.*

13. — Enfin, il y a dans tout notre organisme des nerfs qui agissent sur les vaisseaux sanguins, et dont les uns font *contracter* ces vaisseaux et se nomment *vaso-constricteurs,* les autres les font *dilater* et se nomment *vaso-moteurs.*

14. — Il se fait en nous deux circulations, l'une qui est *nutritive* et qui donne au corps sa vie et sa chaleur, c'est la circulation artérielle, c'est la *grande circulation.*

15. — L'autre, qui est la *petite circulation,* qui a un rôle *respiratoire,* c'est la circulation pulmonaire.

16. — Nos artères sont élastiques et se durcissent avec l'âge.

Sur tout le trajet des artères il se trouve de petites portes nommées *valvules,* qui livrent passage au sang et qui se referment derrière lui ; c'est ce qui explique pourquoi l'on devra toujours faire une friction *dans le sens* de la circulation du sang.

17. — Le sang fait en vingt-quatre heures trois mille fois le tour du corps, et c'est cette circulation qui est nécessaire pour entretenir la température normale de 37 degrés.

18. — En résumé, la combustion des déchets s'accomplit dans les poumons qui sont comme de grandes éponges et c'est par là que la respiration et la circulation se tiennent et se complètent.

19. — Le lavage du sang se fait dans les poumons par l'*oxygène que nous aspirons,* lavage qui débarrasse le sang de l'*acide carbonique* qu'il contient, par l'*expiration.*

20. — C'est pour cela que l'oxygène en ballon, les bains d'air comprimé, l'air plus pur des hauteurs, sont recommandés pour activer la circulation du sang.

QUESTIONNAIRE

NEUVIÈME LEÇON

1. — Quel est l'organe central de la circulation du sang dans tout le corps ?

2. — A quoi peut-on comparer le cœur ?

3. — Définissez la constitution du cœur.

4. — Quel est le rôle des artères, des veines, des vaisseaux superficiels appelés capillaires ?

5. — Comment se fait la circulation du sang ? D'où part-il ? Où revient-il ? Quels sont les vaisseaux par lesquels il part du cœur ? Par quels vaisseaux y est-il ramené ?

6. — Quelle troisième catégorie de vaisseaux distribue le sang jusque dans les dernières ramifications de l'organisme ?

7. — Où passe le sang avant de retourner au cœur ?

8. — Comment le sang est-il purifié de ses déchets dans les poumons ?

9. — Quelle est la couleur du sang qui sort du cœur par les artères ? Que faut-il en conclure au point de vue d'une hémorragie d'un membre ? Quelle est la couleur du sang qui arrive aux poumons, amené par les veines et que faut-il en conclure encore au point de vue d'une hémorragie d'un membre ?

10. — Comment jaillit le sang dans une hémorragie artérielle, et comment jaillit-il dans une hémorragie veineuse ?

11. — Quelle est la composition du sang ? Avec quoi peut-on remplacer le sang perdu dans les cas d'anémie profonde ou d'hémorragie grave ?

12. — Comment appelle-t-on les deux nerfs qui actionnent les mouvements du cœur ?

13. — Quel est le rôle des nerfs qui, dans tout l'organisme, agissent sur les vaisseaux sanguins ?

14. — Qu'est-ce que la grande circulation ? Quel est son rôle ?

15. — Quel est le rôle de la circulation pulmonaire ?

16. — Que savez-vous des artères ? Subissent-elles une modification avec l'âge ? Pourquoi une friction doit-elle toujours se faire dans le sens de la circulation du sang ?

17. — Qu'est-ce qui entretient dans notre organisme la température normale de 37° ?

18. — A quoi peut-on comparer les poumons ?

19. — Comment se fait le lavage du sang dans les poumons ?

20. — Quelles sont les conditions recommandées comme étant propices à l'activité de la circulation ?

DIXIÈME LEÇON

PLAIES, HÉMORRAGIES, TRAITEMENT

1. — On distingue plusieurs sortes de PLAIES :

1° Plaies faites par des instruments *tranchants, piquants* ou *contondants;*

2° Plaies faites par des armes à feu ;

3° *Plaies saignantes* veineuses (varices);

4° *Plaies aseptiques*, c'est-à-dire chirurgicales.

2. — Les plaies sont *superficielles* ou *profondes,* selon qu'elles n'intéressent que la peau ou bien les muscles et la chair.

3. — Les plaies sont: 1° *septiques* ou infectées; 2° ou *aseptiques*.

Il n'y a de *plaies aseptiques* que les *plaies chirurgicales.* Celles-ci ne doivent *jamais suppurer.*

4. — Il n'y a de suppuration que là où il y a de la malpropreté.

TRAITEMENT DES PLAIES. — Il faut prendre autant de précautions à la fin qu'au commencement du traitement d'une plaie.

5. — Une plaie septique doit être soignée tous les jours. Pour une plaie suppurante, le meilleur traitement est un bain d'eau bouillie chaude, dans lequel on a ajouté un peu de sublimé au 1/1000e, et qui dure d'un quart d'heure à une demi-heure.

6. — En enlevant le pansement d'une plaie, on doit éviter de faire saigner, et lorsque la compresse adhère à la plaie, il faut l'enlever graduellement avec douceur, *dans le bain.*

7. — *Pour défaire un pansement,* on coupe la bande extérieure à l'envers de la partie blessée, et le membre devra être soutenu pour enlever le pansement pièce par pièce.

8. — Quand le chirurgien doit revoir une plaie, il ne faut jamais, avant la visite, enlever les drains et les mèches trouvés sous le pansement, afin que le chirurgien puisse se rendre compte de l'état de la plaie et de la suppuration.

9. — *Lorsqu'une plaie a été lavée avec un antiseptique, il faut rincer abondamment avec de l'eau bouillie, avant de refaire le pansement, pour éviter l'irritation.*

Hémorragies. — PLAIES SAIGNANTES. — Il peut arriver qu'une plaie ne soit pas due à une cause extérieure et qu'elle saigne par elle-même. Il peut alors y avoir *hémorragie.*

10. — Il y a trois sortes d'hémorragies :

L'hémorragie artérielle;
L'hémorragie veineuse;
L'hémorragie capillaire.

11. — I. HÉMORRAGIES ARTÉRIELLES ET LEUR TRAITEMENT. — Dans les hémorragies artérielles, le sang jaillit en jets minces, rouge clair, par saccades correspondantes aux battements du cœur. Plus la plaie est près du cœur, plus le sang jaillit haut et avec force.

A noter que, dans des cas d'hémorragie de l'artère *fémorale* (cuisse), il n'y a souvent presque pas de jaillissement, l'artère étant très profonde.

12. — Les hémorragies artérielles se traitent par :

1o La *compression directe sur la plaie,* faite avec des tampons d'ouate hydrophile que l'on comprime, soit avec la main, soit avec une bande très serrée;

2o La *compression indirecte,* faite au dessus de la plaie (car le sang venant directement du cœur dans les artères, il faut en arrêter l'effusion entre le cœur et la plaie).

Il faut, toutefois, envoyer chercher le médecin le plus vite possible, car la compression indirecte ne peut être prolongée indéfiniment sans inconvénient.

13. — II. Hémorragies veineuses. — Dans les *hémorragies veineuses,* le sang s'écoule de la plaie en bavant, d'un rouge noirâtre.

Les *hémorragies veineuses* se traitent par :

1o La compression directe sur la plaie;

2o La compression indirecte, AU DESSOUS de la plaie, car dans ce cas, le sang retourne au cœur.

III. Hémorragies capillaires. — Elles sont sans gravité, n'atteignant que les petits vaisseaux superficiels. D'ordinaire, la compression directe suffit pour les arrêter, ou un bain tiède aseptique, ou encore des affusions d'eau *froide,* qui déterminent une contraction des tissus.

14. Hémostase. — On appelle *hémostase,* l'ensemble des moyens employés pour arrêter l'écoulement du sang.

15. — Tempéraments hémophiles. — Il y a des personnes qui saignent plus facilement que d'autres, et chez lesquelles la moindre hémorragie peut devenir grave. Il faut, dans ces cas, surveiller la température.

16. — Les hémorragies dépendent de causes générales ou de causes locales. Une des causes générales peut être un *tempérament hémophile,* et une compression exagérée ou mal faite est parfois une cause locale suffisante pour déterminer une hémorragie. Elles peuvent être *externes* ou *internes*, selon que le sang s'écoule au dehors ou qu'il se collecte dans une cavité, ou sur une surface comme le péritoine (intestin), la plèvre (poumons), ou le cerveau.

Les hémorragies *internes* sont toujours très graves.

QUESTIONNAIRE

DIXIÈME LEÇON

1. — Ne distingue-t-on pas différentes sortes de plaies ? Lesquelles ?

2. — Que sont les plaies superficielles ? Que sont les plaies profondes ?

3. — Que sont les plaies *septiques* ? Que sont les plaies *aseptiques* ?

4. — La suppuration est-elle naturelle dans une plaie ?

5. — Comment doit-on soigner une plaie suppurante ?

6. — Quelle précaution faut-il prendre en enlevant un pansement ?

7. — Comment doit-on défaire un pansement ?

8. — Que faut-il faire en enlevant le pansement si le docteur doit examiner la plaie ?

9. — Quelle est la précaution importante à prendre après le lavage d'une plaie avec un antiseptique avant de refaire le pansement, et pour quelle raison ?

10. — Combien y a-t-il de sortes d'hémorragies ?

11. — Comment reconnaît-on une hémorragie artérielle d'une hémorragie veineuse ? Dans quel cas d'hémorragie artérielle n'y a-t-il cependant presque pas de jaillissement ?

12. — Comment doit-on agir d'abord vis-à-vis d'un cas d'hémorragie artérielle en attendant l'arrivée du médecin ?

13. — Comment traite-t-on une hémorragie veineuse ?

14. — Qu'appelle-t-on *hémostase ?*

15. — Qu'est-ce qu'un tempérament hémophile ?

16. — Que remarque-t-on au sujet des hémorragies très graves ?

ONZIEME LEÇON

CONTUSIONS & ECCHYMOSES — ENTORSES & LUXATIONS

I

Contusions et Ecchymoses

1. — *On appelle contusion une lésion des tissus produite par une cause extérieure violente* (coup, compression, chute ou choc).

2. — Lorsque cette lésion se complique de blessure, ce n'est plus simplement une *contusion*, mais une *plaie contuse*.

3. — CONTUSIONS AU PREMIER DEGRÉ. — Le principal symptôme d'une contusion au premier degré est l'*ecchymose* ou ce qu'on appelle vulgairement le *bleu*, à cause de la couleur de la peau, au niveau du coup, produite par l'épanchement de sang. Le « bleu » passe au rouge, puis au jaune à mesure que la circulation se rétablit, et finit par disparaître.

La contusion au premier degré s'accompagne aussi de *gonflement* ou d'*œdème*, et souvent de douleur plus ou moins vive.

4. — Contusions au deuxième degré. — Au deuxième degré d'une contusion il y a un épanchement liquide, c'est ce qu'on appelle la *bosse sanguine.*

5. — Contusions au troisième degré. — Au troisième degré d'une contusion, aux symptômes déjà reconnus vient s'ajouter la *mortification des tissus*, c'est-à-dire la *gangrène.*

Contusions au quatrième degré. — Enfin le quatrième degré d'une contusion est caractérisé par la *désorganisation* complète des tissus lésés, c'est-à-dire tout un membre qui serait broyé par suite d'une violence externe.

6. — Dans les contusions graves, le blessé est souvent dans un état particulier, appelé *état de choc*, caractérisé par l'insensibilité, l'absence du mouvement et de parole.

7. — Premiers soins a donner en cas de contusion. — *Repos, application de compresses mouillées, position favorable* donnée à la partie blessée pour faciliter la circulation; en cas de *bosse sanguine,* faire une *légère compression.*

8. — Quant le blessé est en *état de choc*, pour le faire sortir de sa torpeur, administrer des *révulsifs,* des *boissons chaudes* et des *excitants.*

Plaies contuses. — Les *plaies contuses* ne diffèrent d'une contusion, ainsi qu'il a été dit, que par la déchirure des chairs. Les plaies *par armes à feu* sont au nombre des plaies contuses, étant produites par un choc. Les soins à donner dans ce cas se résument ainsi :

9. — *Calmer la soif, toujours très vive; relever l'état général, s'il y a lieu,* par des boissons excitantes; *ne pas toucher à la plaie,* mais y poser le plus tôt possible un pansement aseptique.

II

Entorses et Luxations.

Une violence peut causer un trouble plus grave que la contusion. Il peut y avoir *entorse* ou *luxation.*

Il y a une très grande différence entre l'*entorse* et la *luxation*.

10. Entorse. — L'entorse est le résultat de violence produite au niveau d'une articulation ; elle est en quelque sorte une *luxation manquée*, et se traduit par une perte de contact *momentanée* des surfaces articulaires qui se remettent ensuite en place d'elles-mêmes.

Dans la luxation, au contraire, cette perte de contact est *définitive* et demeure jusqu'à ce que le chirurgien intervienne et *réduise la luxation*, c'est-à-dire « remette les choses en place ».

11. — L'*entorse* est ce qu'on appelle vulgairement une *foulure.*

De beaucoup la plus fréquente est l'*entorse du cou-de-pied*, de la *cheville*; il y a aussi l'*entorse du poignet*, celle des *doigts* et surtout du *pouce.*

12. — Signes d'une entorse. — Dès qu'une entorse se produit il survient au niveau de l'articulation *une très vive douleur.*

L'*impuissance de se mouvoir* est presque absolue. Puis survient le *gonflement* qui déforme l'articulation empâtée et rouge.

13. — Premiers soins a donner. — Les premiers soins à donner en cas d'entorse sont :

L'immersion du membre dans l'eau froide;

L'immobilisation du membre au moyen d'une *compression méthodique* avec des bandes très élastiques.

14. Luxation. — Une luxation est un *déplacement permanent* produit dans une articulation soit par une violence extérieure, soit par une brusque contraction musculaire.

Dans toute luxation les parties de l'articulation ont perdu leurs contacts normaux et ont contracté au contraire avec d'autres parties des contacts anormaux.

15. — SIGNES D'UNE LUXATION. — *Douleur* très vive, *impuissance* du membre, et surtout *déformation* articulaire.

Dans toute *luxation* le membre est plus ou moins *déformé* et il se forme des dépressions anormales là où il y avait des saillies et *vice versa.*

Les mouvements ordinaires sont difficiles et parfois impossibles, car il y a eu une sorte de *déclanchement.*

16. — La luxation la plus fréquente est celle de l'*épaule*; il y a aussi celle du *coude*, du *poignet*, de la *hanche* et de la *mâchoire.*

SOINS A DONNER. — Dans tout cas de luxation on se contentera, en attendant le *chirurgien*, d'*immobiliser très légèrement* le membre ou la partie luxée, sans aucune compression.

QUESTIONNAIRE

ONZIÈME LEÇON

I

1. — Qu'est-ce qu'une *contusion* ?

2. — Qu'est-ce qu'une *plaie contuse* ?

3. — Qu'est-ce qu'une *ecchymose* ?

4. — Qu'est-ce qu'une *bosse sanguine* ?

5. — Qu'est-ce que la *gangrène* ?

6. — Qu'est-ce que l'*état de choc* chez un blessé ?

7. — Quels soins faut-il donner en cas de contusion, de bosse sanguine ?

8. — Que faut-il faire en cas d'état de choc ?

9. — Que faut-il faire et quels soins faut-il donner en cas de plaie contuse, ou par arme à feu ?

II

10. — Qu'est-ce que l'*entorse* ?

11. — Qu'est-ce qu'une foulure ?

12. — Quels sont les signes d'une entorse ?

13. — Quels soins faut-il donner en cas d'entorse ?

14. — Qu'est-ce qu'une luxation ?

15. — Quels sont les signes d'une *luxation* ?

16. — Quelle est la luxation la plus fréquente ? Quels soins faut-il donner en cas de luxation en attendant l'arrivée du médecin ?

DOUZIÈME LEÇON

LES FRACTURES

Les os étant très fragiles et se brisant comme du verre, tout en étant très durs, une fracture est facilement occasionnée.

1. — Une fracture est donc le brisement d'un os.

2. — Les fractures peuvent être :

1° *Directes* ou *indirectes*, selon que la brisure se produit ou non au point même qui a reçu le coup, comme par exemple lorsqu'on tombe sur la paume de la main et que la clavicule de l'épaule se brise; dans ce cas la fracture est indirecte;

2° *Complètes* ou *incomplètes*, selon que l'os est ou non entièrement brisé dans son épaisseur;

3° *Simples* ou *multiples*, selon qu'il y a une ou plusieurs fractures;

4° Elles sont enfin, *simples* ou *compliquées*. Une *fracture simple* est celle où il n'y a pas de plaie, c'est-à-dire où la peau n'est pas entamée; une *fracture compliquée* est celle dans le cas de laquelle il y a plaie, plaie de la peau, des parties molles ou des muscles. Dans ce cas, il y a toujours à redouter l'*infection*, et c'est ce qui constitue la complication de la fracture.

3. Signes. — Les signes auxquels on reconnaît une fracture sont nombreux, mais il y en a trois ou quatre essentiels qui doivent suffire à une bonne infirmière pour reconnaître s'il y a fracture. Ce sont :

1° La douleur, si intense, qu'elle a été nommée *douleur exquise*, et qui se manifeste au niveau même de la fracture ;

2° La crépitation, très perceptible au niveau de la fracture, par des craquements provenant du frottement des fragments osseux ;

3° La déformation (qui n'a pas toujours lieu) et qui se traduit par la coudure du membre ;

4° L'impuissance du membre à se mouvoir ;

5° La mobilité anormale, au niveau de la fracture, comme s'il y avait une articulation à ce niveau. Il y a parfois enfin des *contusions*, des *ecchymoses* et du *gonflement* aux parties blessées.

4. — Une infirmière doit se contenter du premier de ces signes, la douleur, et dans tous les cas de fracture ne se préoccuper d'abord que d'une chose : l'*immobilisation ;* en attendant l'arrivée du chirurgien, se guidant sur la douleur ou la déformation, elle procédera à une immobilisation provisoire en employant *ce qu'elle aura sous la main*, si elle n'a pas ce qu'il faut.

5. — En cas de fracture ouverte ou compliquée, il faudra procéder très vite à la désinfection minutieuse de la plaie (enlever les souillures, la terre, de crainte du tétanos ou de complications) et appliquer un pansement aseptique.

6. — Quand il y a doute pour les membres inférieurs, il ne faut en aucun cas forcer à se mouvoir.

7. Immobilisation. — L'immobilisation peut se faire avec une planchette ou des cannes, un parapluie ou tout autre objet analogue.

8. — IMMOBILISATION DU MEMBRE SUPÉRIEUR. — Soutenir l'avant-bras par une écharpe, une cravate ou une serviette qui prendra son point d'appui autour du cou. Le poignet devra être plus élevé que le coude. A défaut d'écharpe on peut fendre la manche de l'habit ou de la chemise et fixer les bords de cette gouttière improvisée sur le devant du vêtement à l'aide d'épingles. Le bras sera ainsi de toutes façons immobilisé en étant ramené sur la poitrine, le coude fléchi.

9. — IMMOBILISATION DU MEMBRE INFÉRIEUR. — Dans les cas de fracture de jambe, l'autre jambe du malade peut, à défaut de mieux, servir pour l'immobilisation; on la rapproche et on réunit les deux au moyen de liens.

10. — Si on emploie des *attelles*, elles devront avoir une longueur proportionnée à la longueur du membre fracturé, c'est-à-dire pour les fractures de jambe les deux attelles d'égale longueur iront du genou au pied; pour celles de la cuisse, le membre ayant une tendance à se renverser au dehors devra être maintenu par les attelles qui partiront, l'interne, de la partie supérieure de la cuisse, et l'externe, de la hanche; toutes deux s'étendront au delà du pied qui sera soutenu par une compresse ou une bande, dont le milieu sera placé sous la plante du pied et dont les extrémités seront croisées sur le cou-de-pied et fixées sur les attelles.

11. — IMMOBILISATION DU CORPS. — Dans le cas où la

fracture ou la blessure porte sur la tête, le tronc, le ventre ou la poitrine, il est nécessaire de maintenir dans une *position relevée* la tête et le buste.

12. — Dans le cas de *fracture des côtes* on peut immobiliser provisoirement, à l'aide de larges serviettes appliquées en bandage de corps (cf. chap. *Bandages*).

13. — Dans le cas de *fracture de la mâchoire*, il faut immobiliser en deux sens, de haut en bas, et d'avant en arrière, la première écharpe passant sous le menton et nouée sur le sommet de la tête, et la seconde écharpe passant sur le menton et se nouant derrière la tête.

14. — Dans tous cas de fracture, l'infirmière devra s'*abstenir de toute pratique* et faire appeler le médecin : mieux vaut immobiliser le membre autant que possible, même dans une position vicieuse.

15. Relèvement et transport d'un blessé. — Si le blessé ne peut marcher *(et il vaut toujours mieux le lui éviter)*, le transport en brancard est indispensable.

16. — Pour relever le blessé et le mettre sur le brancard, un aide se consacre *uniquement au membre blessé*, le *soutient au point fracturé* et commande aux autres aides pour que *chaque mouvement se fasse avec ensemble.*

17. — Il faut bien se pénétrer de l'idée que toute secousse est funeste, car une fracture simple peut aisément, parfois, se transformer en fracture compliquée par la rupture des tissus extérieurs. Dans le cas de fracture de jambe il importe d'*immobiliser avant de transporter*.

18. — Quel que soit le membre fracturé, il devra être *relevé le premier* et *posé le dernier*.

19. — Moyens de transport. — On n'a pas toujours un brancard sous la main; dans ce cas on en improvise un. On peut pour cela se servir d'une échelle, deux perches ou un hamac fait avec une couverture et deux bâtons, et qu'on garnit de paille, de foin ou de vêtements.

20. Gouttière. — L'on peut aussi faire une *gouttière* avec une couverture ou les vêtements du blessé fixés sur deux cannes. On y place le membre et on serre avec des mouchoirs, des cordes ou des serviettes.

21. Couchage du blessé. — Pour coucher un blessé, un aide soutient le membre blessé seul, les deux autres passant de chaque côté du lit y posent le blessé. S'il y a fracture du membre inférieur, il faudra mettre une planche sous le matelas.

22. — Pour déshabiller un blessé, il faut *toujours déshabiller d'abord le côté sain* ou couper les vêtements du côté atteint.

23. — L'on aura grand soin de ne pas laisser le blessé se refroidir et d'user d'infiniment de prudence et de douceur.

QUESTIONNAIRE

DOUZIÈME LEÇON

1. — Qu'est ce qu'une *fracture* ?

2. — Qu'est-ce qu'une fracture directe et une fracture indirecte ? Une fracture simple et une fracture compliquée ?

3. — Quels sont les signes auxquels on reconnait une fracture ?

4. — De quoi doit se contenter une infirmière pour agir jusqu'à l'arrivée du chirurgien, et que doit-elle se contenter de faire ?

5. — En cas de fracture compliquée, que faut-il faire d'urgence de suite avant d'immobiliser une fracture ?

6. — Que faut-il ne pas faire avant tout, en cas de doute ?

7. — Comment peut se faire une immobilisation ?

8. — Comment doit-on immobiliser le membre supérieur ? Dans quelle position ? De quoi peut-on se servir si on n'a rien sous la main ?

9. — Qu'est-ce qui peut servir tout naturellement à immobiliser le membre inférieur, en cas de fracture, si on n'a rien sous la main ?

10. — Comment doit-on employer les *attelles* ?

11. — Que faut-il faire dans le cas où la fracture intéresse la tête, le tronc, le ventre ou la poitrine ?

12. — Que faut-il faire dans le cas de fracture des côtes ?

13. — Que faut-il faire dans le cas de fracture de la mâchoire ?

14. — Dans tous cas de fracture, quel est le devoir de l'infirmière avant tout ?

15. — Que faut-il éviter au blessé en cas de fracture, et comment doit-il être transporté ?

16. — Comment doit-il être relevé ?

17. — Faut-il immobiliser la fracture d'abord ou ensuite, et pourquoi ?

18. — Comment doit être relevé le membre fracturé ?

19. — Comment peut-on remplacer le *brancard* s'il manque ?

20. — Comment peut-on improviser une *gouttière* et comment s'en sert-on ?

21. — Comment doit-on procéder pour coucher un blessé ?

22. — Comment doit-on déshabiller un blessé ?

23. — De quelles précautions essentielles doit-on entourer un blessé ?

TREIZIÈME LEÇON

LES APPAREILS D'IMMOBILISATION

1. Appareils provisoires. — Dans les cas d'immobilisation provisoire d'une fracture on se sert d'*attelles* ou de *gouttières*.

2. — Les *attelles* sont des sortes de lames plates dont les angles sont arrondis et qu'on place le long du membre; elles sont de diverses formes, droites, coudées, creuses ou en palettes et de différentes grandeurs selon le membre à soutenir; on les fait en bois, en zinc ou en fil de fer fort.

3. — Elles doivent toujours être emmaillotées dans de la ouate afin de ne pas blesser.

4. — Les *gouttières* sont aussi d'un usage courant comme appareils d'immobilisation et surtout en cas de transport. Elles doivent toujours être garnies et capitonnées et sont faites sur le modèle des membres qui doivent y être immobilisés. On en fait en treillis de fer, en zinc, en carton ou en gutta-percha.

5. — L'appareil de Scultet est également très usité, mais on ne l'emploie guère que pour les fractures des membres inférieurs et quand celles-ci se compliquent de plaies qu'il faut panser journellement et qui empêchent la pose d'un appareil définitif.

6. — L'appareil de Scultet a l'avantage de pouvoir être improvisé.

7. — Il faut pour cela :

1° Un *drap fanon* ou pièce de toile assez large pour faire deux fois le tour du membre et un peu plus longue que celui-ci ;

2° Des *rubans de fil* solides pour serrer l'appareil; trois pour les jambes, cinq pour les cuisses;

3° *Huit ou dix bandelettes* larges de deux ou trois travers de doigt; assez larges pour faire une fois et demie le tour du membre et assez nombreuses pour le recouvrir dans toute sa longueur; on les place à l'intérieur du drap fanon;

4° Coussins en son ou balle d'avoine et attelles qu'on place le long du membre fracturé et qui doivent être un peu plus longs que celui-ci.

8. — Appareil de Scultet

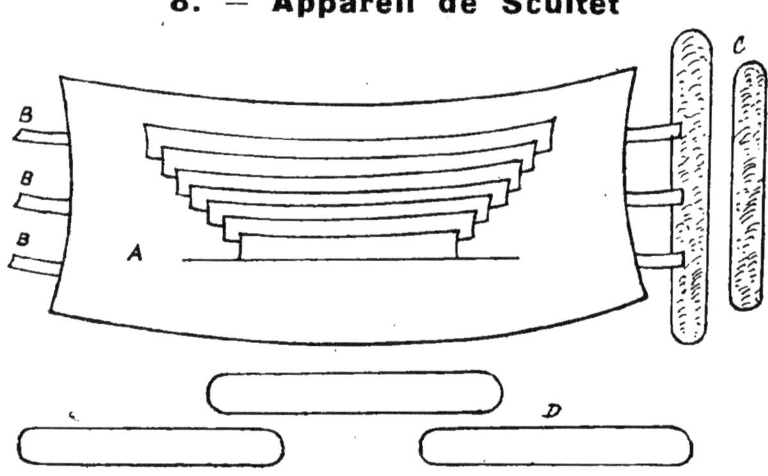

A. Drap fanon sur lequel sont disposées les bandelettes imbriquées les unes sur les autres; le drap est placé sur les liens **B** qui servent à fixer l'appareil.

C D Attelles et coussins.

9. — Cet appareil peut être facilement ouvert ou refermé et constitue le type des appareils permettant de faire les pansements nécessaires sans déplacer le membre.

10. Appareils définitifs. — Les appareils *plâtrés* et *silicatés* sont les moyens d'immobilisation définitive les plus employés.

11. Appareil plâtré. — Pour appliquer un *appareil plâtré*, il faut procéder comme suit :

12. — 1° Entourer le membre fracturé, très complètement, de ouate en bandes.

13. — Enrouler une bande de ouate en commençant par le pied ou par la main et en montant toujours de la moitié de la largeur de la bande de ouate. Mettre de la ouate entre chacun des doigts. Enroulement de la ouate jusqu'à moitié de la cuisse, s'il s'agit d'une jambe, et jusqu'à l'épaule, s'il s'agit du bras.

2° Enrouler une bande de tarlatane mouillée pour bien maintenir la ouate, et enrouler toujours en montant et en comprimant légèrement.

14. — Laisser ouvert le bout du pied ou de la main pour voir s'il n'y a pas d'*œdème* (gonflement).

15. — Dans ce cas il faut tout couper et défaire.

16. — 3° Puis on prend douze à seize épaisseurs de tarlatane bâties ensemble à grands points par le milieu et l'on prend la mesure de la longueur et de la largeur nécessaires, sur le membre sain.

17. — On en fait autant avec douze à seize autres épaisseurs de tarlatane coupée en bande plus étroite, qui serviront d'*étrier* en passant sous le pied et montant jusqu'au haut de l'appareil.

18. — 4° Mélanger rapidement le plâtre (à mouler, très fin) et l'eau, un verre de plâtre pour chaque verre d'eau, jusqu'à ce qu'on obtienne une crème un peu solide, puis un verre de plâtre en plus.

19. — 5° Prendre la tarlatane *roulée* et la *dérouler* en l'*enroulant* dans la cuvette de plâtre rapidement.

Puis l'infirmière fait tenir la tarlatane verticalement par un aide et exprime l'excès de plâtre, avec les deux mains placées à plat afin de ne pas chiffonner.

Etendre à plat, effacer les plis et appliquer rapidement l'appareil en le maintenant. De même pour l'étrier.

D'ordinaire le chirurgien seul *appliquera* l'appareil.

20. — 6° Enrouler une ou plusieurs bandes de toile usagée pour maintenir l'appareil jusqu'à dessiccation complète.

21. — Lorsque l'appareil plâtré est sec, on enlève les bandes de toile et on met trois petites bandes de toile gommée :

Une au dessus du cou-de-pied;
Une à la cheville;
Une au dessous du genou.

Avec une bande de diachylon par dessus qui maintient l'appareil en place.

22. — Ce qu'il est nécessaire de réunir à l'avance pour faire l'*appareil plâtré* :

1° Ouate ordinaire en bandes.
2° Bandes de tarlatane de 0m05 à 0m07 de hauteur.
3° Tarlatane ordinaire en plusieurs épaisseurs et en bandes plus ou moins larges.
4° Bandes de toile usagée.
5° Centimètre, fil, aiguilles à bâtir, ciseaux, dé.
6° Plâtre *(à mouler*, très fin et très sec).

7° Eau.
8° Cuvette et verre.

Appareil silicaté. — L'appareil silicaté est plus léger que l'appareil plâtré.

23. — Il est surtout employé lorsque la consolidation osseuse est suffisamment avancée pour que le blessé puisse se lever.

C'est un appareil de convalescence.

24. — Une fois le membre enroulé dans de la ouate et dans une bande de tarlatane, on enroule soigneusement des bandes de toile usagée, trempées dans une solution de silicate de potasse et de soude à 30 ou 60 °/₀.

25. — Pour bien imprégner les bandes il faut environ dix minutes.

26. — Le silicate étant caustique on devra protéger la literie par un drap de caoutchouc en dessous et des arceaux au dessus du membre jusqu'à dessiccation complète.

Les appareils silicatés se solidifient très lentement; il faut prolonger l'immobilisation du membre (dans une gouttière ou par des attelles) jusqu'à ce que la solidification soit terminée.

27. — On devra veiller à ce que les extrémités du membre ne se tuméfient et ne gonflent pas, et tant que la dessiccation des appareils silicatés ou plâtrés ne sera pas complète l'infirmière devra veiller auprès du blessé.

28. — Afin que le membre ne prenne pas une fausse position.

29. — On enlève un bandage silicaté ou plâtré, en le coupant avec une pince spéciale ou en faisant prendre un bain au malade.

QUESTIONNAIRE

TREIZIÈME LEÇON

1. — Quels sont les principaux appareils d'immobilisation dont on se sert en cas de fracture ?

2. — Qu'est-ce qu'une *attelle* ?

3. — Se sert-on d'une attelle telle qu'elle est, ou quelle est la précaution à prendre à cet égard ?

4. — Qu'est-ce qu'une *gouttière* ?

5. — Dans quel cas emploie-t-on l'*appareil de Scultet* ?

6. — Quel est son avantage ?

7. — Qu'est-ce qui est nécessaire pour cela ?

8. — Décrivez l'appareil.

9. — Que permet de faire cet appareil ?

10. — Quels sont les deux principaux appareils définitifs employés en cas de fracture ?

11. — Comment applique-t-on un *appareil plâtré* ?

12. — Que faut-il faire pour le membre fracturé au moment de l'immobiliser définitivement ?

13. — Où faut-il commencer l'enroulement de la jambe ou du bras ?

14. — Que faut-il laisser à découvert, et pourquoi ?

15. — Que faut-il faire si on s'aperçoit de gonflement ?

16. — Combien faut-il d'épaisseurs de tarlatane ?

17. — Qu'est-ce que l'*étrier* dans un appareil plâtré ?

18. — Comment mélange-t-on le plâtre ?

19. — Comment procède-t-on pour les pièces de tarlatane préparées au moment de les appliquer ?

20. — Que doit-on enrouler par dessus les pièces de tarlatane appliquées ?

21. — Que fait-on lorsque l'appareil a séché pour le maintenir ?

22. — Quels sont les divers objets à réunir pour faire un appareil plâtré ?

23. — Dans quel cas emploie-t-on l'*appareil silicaté* ?

24. — Comment est fait un appareil silicaté ?

25. — Combien de temps doivent tremper les bandes dans le silicate ?

26. — Quel est l'inconvénient du silicate ? Quelle précaution faut-il prendre à cet égard ?

27. — Quelle surveillance faut-il exercer jusqu'à complet assèchement de l'appareil silicaté ?

28. — Pour quelle raison ?

29. — Comment peut-on enlever un appareil plâtré ou silicaté ?

QUATORZIÈME LEÇON

LES BRULURES

I

1. — La brûlure est l'inflammation ou la destruction des tissus sous l'influence d'un *calorique* ou d'un *agent caustique*.

2.— Ex. : CALORIQUE : le feu, une substance en ébullition.

Ex. : CAUSTIQUE : les acides.

La brûlure varie en *étendue*, en *profondeur* et en *gravité*, selon le degré de la chaleur et la durée de son action, depuis la simple rougeur de la peau jusqu'à la carbonisation totale.

3. — Il y a trois degrés principaux dans les brûlures :

4. — 1° La *rubéfaction* qui est la rougeur de la peau; brûlure superficielle caractérisée par la rougeur de la peau.

5. — 2° La *vésication*, qui présente les symptômes du premier degré avec, en plus, le soulèvement de la peau par un liquide séreux qui forme des *phlyctènes* (ampoules).

6. — 3° Le troisième degré est celui de toutes les brûlures profondes avec *eschares*.

7. — On reconnaît qu'il y a eschares à l'insensibilité absolue de la surface brûlée, à la mortification et à la gangrène des tissus.

La brûlure au troisième degré est rarement telle dans toute son étendue, c'est-à-dire qu'on rencontre souvent, à côté de parties mortifiées et d'eschares, des parties rouges et d'autres couvertes d'ampoules.

8. — Ces brûlures amènent généralement un affaiblissement général du blessé. La suppuration en est très longue, et est accompagnée quelquefois de diarrhées très épuisantes. Cet épuisement peut entraîner la mort, quand celle-ci ne dépend pas des brûlures elles-mêmes.

9. — Une brûlure du premier degré peut aussi entraîner la mort quand elle occupe toute la surface du corps, car la gravité d'une brûlure dépend souvent de son étendue en surface; et dans le deuxième degré, l'excès même de la douleur peut entraîner la mort.

10. — En médecine on pratique souvent des brûlures de divers degrés dans un but *révulsif*.

C'est ainsi qu'on produit :

La *rubéfaction* au moyen de *sinapismes*;

La *vésication* au moyen de *vésicatoires*;

Des *eschares* avec le *fer rouge* (thermo ou galvanocautère), ou des substances chimiques appelées *caustiques*.

II

Traitement des Brûlures

11. — Pour soulager une brûlure du premier degré, il suffit généralement de l'application d'un corps gras (pommade d'oxyde de zinc), et de l'enveloppement avec de la ouate hydrophile *recouvrant* une compresse.

12. — *Il ne faut jamais mettre la ouate en contact direct avec la plaie, dans laquelle elle pourrait coller.*

13. — Ce traitement suffit d'ordinaire pour calmer la cuisson; le rôle de la ouate étant d'intercepter l'air.

14. — 2° Pour les brûlures du second degré avec phlyctènes (ampoules) il faut ouvrir ces phlyctènes *par le bas* avec la pointe de ciseaux stérilisés, pour faciliter l'*écoulement du liquide séreux.*

Il faut ensuite faire des pansements secs à l'oxyde de zinc ou la vaseline boriquée, et ne pas renouveler trop souvent ces pansements.

15. — 3° Pour le cas des brûlures du troisième degré, la gravité est telle qu'il faut appeler le médecin en toute hâte.

III

Secours aux Brûlés

16. — Si la brûlure est due à un *liquide bouillant*, plonger aussitôt le brûlé dans un bain tiède *sans chercher à le déshabiller*, car il se pourrait fort bien que la peau parte avec le vêtement.

Couper les vêtements doucement et laisser refroidir l'eau progressivement.

17. — Si la brûlure est due à un *vêtement enflammé*, chercher à étouffer la flamme, éviter de courir, se jeter ou jeter le brûlé à terre et le couvrir afin de chercher à éviter les brûlures au visage.

18. — Dans tous les cas de brûlures, la première chose à faire est de chercher à calmer la douleur au plus vite. Plusieurs moyens s'offrent pour cela. Si la brûlure est peu étendue, la douleur est assez rapidement calmée par l'immersion dans l'*eau tiède* et l'application d'un pansement humide.

19. — Il faut en tous cas *soustraire la partie brûlée au contact de l'air*.

QUESTIONNAIRE

QUATORZIÈME LEÇON

I

1. — Qu'est-ce qu'une brûlure ?

2. — Qu'est-ce qu'un *calorique?* Qu'est-ce qu'un *caustique* ?

3. — Combien y a-t-il de degrés de brûlure ?

4. — Qu'est-ce que la *rubéfaction* ?

5. — Qu'est-ce que la *vésication* ?

6. — Qu'est-ce que les *eschares* ?

7. — A quoi reconnaît-on qu'il y a eschares ?

8. — Qu'amènent chez le blessé les brûlures profondes ?

9. — Une brûlure du premier degré peut-elle entraîner la mort ?

10. — Les brûlures sont-elles parfois provoquées en médecine et comment ? Par quels moyens ?

II

11. — Que faut-il faire pour soulager la douleur d'une brûlure au premier degré ?

12. — Quelle est la faute absolue à éviter en cas de brûlure en faisant le pansement ?

13. — Quel est le résultat du pansement ouaté sur une brûlure et comment est-il obtenu ?

14. — Comment faut-il procéder dans le cas de brûlure avec ampoule (phlyctène)?

15. — Que faut-il faire dans le cas de brûlure au troisième degré?

III

16. — Que faut-il faire lorsque la brûlure est due à un échaudement?

17. — Que faut-il faire lorsque la brûlure est due à un vêtement enflammé?

18. — Que faut-il chercher à faire surtout dans le cas de brûlure?

19. — Quelle est la règle absolue en ce qui concerne les parties brûlées?

QUINZIÈME LEÇON

LES EMPOISONNEMENTS

I

1. — Les poisons sont des substances qui, introduites dans l'organisme, y produisent des désordres assez grands pour mettre parfois la vie en danger.

2. — Les poisons peuvent être introduits dans l'organisme par les :

1° Voies *respiratoires ;*
2° Voies *digestives ;*
3° Voie *cutanée.*

3. Action du poison. — Les symptômes de l'empoisonnement varient en *intensité* et en *nature* avec la quantité et la nature du poison absorbé, et *selon les organes* particulièrement affectés par le poison.

4. — Les phénomènes en sont tantôt aigus ou tantôt chroniques et peuvent être confondus avec les troubles fonctionnels de certaines maladies.

5. — L'action du poison sur la circulation est variable :

Certains poisons *ralentissent* le pouls (telle est la *digitale*).

Certains poisons *activent* au contraire le pouls (telle est la *pilocarpine*).

6. — Un certain nombre de poisons manifestent leur action par une éruption cutanée (*antipyrine* à trop forte dose).

7. Signes. — Les signes de l'empoisonnement sont :

1° La physionomie altérée et angoissée;
2° Le teint plombé;
3° La sueur froide;
4° L'obscurcissement de la vue et de l'ouïe;
5° La dilatation de la pupille;
6° Les douleurs vives de la gorge et de l'estomac;
7° Sensations de brûlures et coliques;
8° Haleine fétide, nausées, vomissements;
9° Le pouls devient serré et petit;
10° Les membres inférieurs se glacent.

8. — Dans les cas de délire et de contractions des muscles la mort est proche.

II

Traitement.

9. — Règles générales des soins à donner :

1° *Evacuation* du poison par un *vomitif*.
2° *Neutralisation* par un *antidote*.
3° *Stimuler* le malade par des stimulants.

10. — VOMITIFS. — 5 à 10 centigrammes d'*émétique*, dans un demi-verre d'eau, en plusieurs fois. (Si on manque d'émétique le remplacer par : sulfate de cuivre, 20 centigrammes dans un demi-verre d'eau.)

1 gr. 50 d'*ipéca* en trois paquets, chacun dans un demi-verre d'eau tiède, de dix minutes en dix minutes; faire boire de l'eau tiède dans les intervalles.

11. — ANTIDOTES. — *Eau albumineuse* (quatre blancs d'œufs pour un litre d'eau).

Magnésie calcinée (deux cuillerées à *dessert* pour un demi-litre d'eau, de quart d'heure en quart d'heure.)

12. — STIMULANTS. — Boissons chaudes, cognac, thé.

NOTA. — Les empoisonnements par des *acides* sont combattus par des *alcalins*, et les empoisonnements par des *alcalins* sont combattus par des *acides*.

13. Élimination naturelle. — Quelles que soient la nature d'un empoisonnement et sa cause (fièvres infectieuses, acides, trop forte dose d'une substance chimique, etc.), le poison a une tendance à s'éliminer naturellement.

Les voies d'élimination sont :

1° Les poumons, qui rejettent l'acide carbonique de la respiration;

2° Les reins, qui agissent comme filtres;

3° La transpiration;

4° L'estomac, qui rejette ce qui lui est nuisible.

14. — Un excellent moyen de faire éliminer un poison est un *lavage d'estomac* (huit à dix litres d'eau bouillie), ou encore un *lavage d'intestin* (deux cuillerées à café de glycérine et une cuillerée de sel de cuisine dans l'eau bouillie).

III

Empoisonnements divers et traitements particuliers

15. — Empoisonnement par les champignons. — Antidote : Belladone (20 grammes de teinture de belladone). *Lait* (1).

16. — Empoisonnement par les moules. — 10 grammes d'*ammoniaque* dans un grand verre d'eau, thé, café chauds, avec une cuillerée de cognac.

17. — Empoisonnement par le phosphore. — Boisson albumineuse avec magnésie. *Éviter de donner de l'huile.*

18. — Aux ouvriers s'occupant de préparations phosphoriques, il faudrait recommander une très grande minutie dans les soins de propreté et de fréquents lavages des mains et des dents.

19. — Empoisonnement par l'eau de javelle. — *Eau vinaigrée*, 100 grammes de vinaigre par litre.

20. — Empoisonnement par le gaz d'éclairage. — Transporter de suite au *grand air;* faire respirer l'eau chlorée; lavement d'eau salée; faire au besoin la respiration artificielle.

21. — Dans le cas d'empoisonnement, il faut toujours *agir immédiatement*, et réclamer en même temps, d'urgence, la présence du médecin. En attendant celui-ci, il faut s'attacher à ranimer le malade; activer la circulation (boules, frictions), et stimuler la respiration en aérant la pièce où se trouve le malade.

---

(1) Le lait est aussi un excellent contre-poison des poisons métalliques.

QUESTIONNAIRE

QUINZIÈME LEÇON

I

1. — Qu'est-ce que les *poisons* ?

2. — Par quelles voies peuvent-ils être introduits dans l'organisme ?

3. — Comment varient les *symptômes* de l'empoisonnement ?

4. — Comment se manifestent ces symptômes ?

5. — L'action du poison est-elle variable et quel est son effet sur le pouls, c'est-à-dire sur la circulation ?

6. — Quel peut être l'effet sur la peau ?

7. — Quels sont les signes certains d'un empoisonnement ?

8. — Quel est le signe de l'approche de la mort ?

II

9. — Quels sont les soins immédiats à donner ?

10. — Citez deux *vomitifs*.

11. — Citez deux *antidotes*.

12. — Citez des *stimulants*.

13. — Le poison est-il éliminé naturellement par l'organisme et comment ? Par quelles voies ?

14. — Quelle est l'action d'un *lavage d'estomac* ?

III

15. — Quel est l'antidote de l'empoisonnement par les champignons ?

16. — Quel est l'antidote de l'empoisonnement par les moules ?

17. — Que faut-il administrer en cas d'empoisonnement causé par le phosphore ? Que faut-il éviter d'administrer dans ce cas ?

18. — Quelle est la recommandation à faire aux ouvriers s'occupant de préparations phosphoriques ?

19. — Que faut-il administrer dans les cas d'empoisonnement causé par de l'eau de javelle ?

20. — Que faut-il faire dans le cas d'empoisonnement causé par le gaz d'éclairage ?

21. — Que faut-il s'attacher principalement à faire en cas d'empoisonnement en attendant l'arrivée du médecin ?

SEIZIEME LEÇON

ÉMISSIONS SANGUINES — VENTOUSES

1. — L'émission sanguine consiste à retirer de l'organisme une quantité de sang plus ou moins grande.

2. — Soit d'une *manière locale* (sangsues, ventouses).

3. — Soit d'une *manière générale* (saignées).

L'application des sangsues a été écartée de la médecine durant longtemps, on y est revenu dans quelques cas depuis peu. Il est bon d'être renseigné à cet égard et de connaître l'usage des sangsues.

4. Sangsues. — On emploie en France trois sortes de sangsues pour les saignées :

La verte;
La grise;
Le dragon.

5. — Toute sangsue employée ne peut resservir avant six mois; l'appliquer plus tôt sur une autre personne, c'est exposer ce malade dangereusement.

6. Pose de sangsues. — Technique *pour poser* les sangsues :

1o Aseptiser et sécher la peau du malade, c'est-à-dire savonner et brosser la place sur laquelle les sangsues devront être posées, et laver par dessus avec de l'éther ou de l'alcool.

2o Tenir les sangsues hors de l'eau durant une demi-heure avant de les poser.

3o Passer un peu d'eau sucrée ou de lait sur la peau, avec un tampon, pour amorcer la sangsue.

4o Les poser en les mettant dans un verre à ventouses ou un verre à vin.

5o Une sangsue posée doit être laissée tranquille; elle tombe d'elle-même au bout de trois quarts d'heure environ; si on veut la retirer plus tôt, il faut la saupoudrer de sel.

6o Si l'écoulement du sang doit être entretenu, appliquer une compresse humide chaude; sinon, un pansement sec.

7o Ne jamais poser des sangsues sur la figure, les paupières ou une partie fine.

8o Ne jamais poser plus de vingt sangsues pour un adulte, et quatre pour un enfant. Chaque sangsue retire environ 15 grammes de sang.

7. Ventouses. — L'application des ventouses est faite également pour provoquer une *émission sanguine locale.*

C'est la saignée des vaisseaux capillaires ou superficiels.

8. — Les ventouses sont de petits vases en verre, ayant la forme de petites cloches, et dont les bords sont arrondis pour éviter de couper la peau.

Ils produisent l'afflux du sang par une sorte de succion.

9. — On applique des *ventouses sèches* ou des *ventouses scarifiées.*

10. Ventouses sèches. — On applique les *ventouses sèches* de la manière suivante :

La partie sur laquelle doit être placée la ventouse doit être rasée et bien lavée et aseptisée. On plonge dans la cavité de la ventouse soit des petits flocons de ouate qu'on enflamme, soit la flamme d'une petite lampe à alcool pour raréfier l'air. On applique rapidement la ventouse bien à plat sur la peau.

Si l'action a été rapide, et le vide bien fait, la ventouse adhère complètement, on voit la peau se gonfler dans la ventouse et devenir rouge puis violacée par l'afflux du sang.

La ventouse est laissée en place de deux à cinq minutes.

Pour l'enlever on l'incline légèrement de côté, en posant le doigt sur la peau près de la ventouse. L'air pénètre et la ventouse se détache.

11. Ventouses scarifiées. — La *ventouse scarifiée* est celle qui est appliquée sur une région déjà congestionnée par une ventouse sèche et où la peau a été *entamée* par un scarificateur.

12. — Un scarificateur est une petite boîte en cuivre munie de seize ou douze lames.

Les scarifications faites on replace les ventouses et l'on voit bientôt le sang sourdre par toutes les petites incisions.

13. — Après la pose de *ventouses scarifiées* il faut faire un pansement sec aseptique.

14. — En cas de scarification on peut promener sur

la peau un morceau de ouate imbibée de solution de cocaïne pour diminuer la sensibilité et adoucir la souffrance.

15. Saignées. — La saignée est un moyen d'émission sanguine *générale* et elle retire une plus grande quantité de sang du corps. (Une saignée doit retirer de 200 à 300 grammes de sang.)

16. — Objets nécessaires à la préparation d'une saignée :

1° Bandes de ligature en caoutchouc (pour serrer le membre au dessous de l'endroit de la saignée);

2° Bande de toile pour maintenir le pansement;

3° Eléments d'un pansement sec (compresses, ouate hydrophile, ouate ordinaire);

4° Cuvette;

5° Lancette ou bistouri;

6° Une ou deux pinces hémostatiques.

17. — Il ne faut jamais saigner : un enfant au dessous de sept ans; les tempéraments lymphatiques; les vieillards affaiblis; les sujets trop nerveux.

18 — Dans la plupart des cas le malade doit être tenu *à jeun* avant une saignée, et *couché* afin de prévenir une syncope.

19. — La saignée se pratique ordinairement au pli du coude.

QUESTIONNAIRE

SEIZIÈME LEÇON

1. — Qu'est-ce qu'une *émission sanguine* ?

2. — De quelle façon pratique-t-on une émission sanguine locale ?

3. — Par quel moyen pratique-t-on une émission sanguine générale ?

4. — A quoi servent les *sangsues* ?

5. — Quel est le danger de l'emploi renouvelé, à trop brève échéance, des mêmes sangsues ?

6. — Comment doit-on procéder pour poser des sangsues ?

7. — A quoi servent les *ventouses* ? Sur quels vaisseaux agissent-elles ?

8. — Que sont les ventouses ?

9. — Y a-t-il deux façons d'appliquer des ventouses ?

10. — Comment applique-t-on des ventouses sèches ?

11. — Comment procède-t-on pour des ventouses scarifiées ?

12. — Qu'est-ce qu'un *scarificateur* ?

13. — Que faut-il faire après la pose de ventouses scarifiées ?

14. — Quel est le moyen de diminuer la souffrance qu'entraîne la pose de la scarification ?

15. — Qu'est-ce que la *saignée* ?

16. — Quels objets sont nécessaires à réunir et à avoir sous la main en cas de saignée ?

17. — Dans quels cas ne faut-il jamais saigner ?

18. — Comment le malade doit-il être préparé à subir la saignée ?

19. — A quel endroit se pratique la saignée ?

DIX-SEPTIÈME LEÇON

NOTIONS GÉNÉRALES SUR LA MÉDICAMENTATION

1. — On entend par médicament toute substance qui, introduite dans l'organisme, par une voie quelconque, est susceptible de remédier à un mal ou de le guérir.

2. — Les médicaments se divisent en trois groupes :

VÉGÉTAL : fleurs, plantes, feuilles, racines.

ANIMAL : cantharides, sangsues, huile de foie de morue, sérums, etc.

MINÉRAL : préparations de produits chimiques.

3. — Il y a deux genres de médication, c'est-à-dire deux voies pour faire absorber les médicaments :

La voie *externe*;
La voie *interne*.

et ces modes d'absorption sont :

4. — USAGE EXTERNE. — *Applications* (pommades, onguents, cataplasmes); *frictions; fumigations; lotions*; *injections hypodermiques.*

5. — USAGE INTERNE. — *Par voie digestive* (potions,

tisanes, poudres, pilules, etc.). — *Lavements* (purgatifs ou nutritifs).

6. — Lorsque le médecin vient visiter un malade, il inscrit les médicaments à prendre et le régime à suivre. C'est ce qui constitue l'*ordonnance.*

7. — L'ordonnance se compose d'ordinaire de deux parties :

La première, l'énumération des substances entrant dans les médicaments.

La deuxième (la plus importante pour l'infirmière) renferme les instructions du médecin au sujet de l'administration du remède.

8. — Il ne faut jamais laisser un remède à la portée du malade.

9. — Il ne faut jamais administrer un remède sans avoir eu soin d'examiner auparavant l'étiquette du flacon et l'ordonnance.

10. — *Tout flacon portant une étiquette rouge contient un médicament pour l'usage externe.*

11. — Il faut se méfier des anciennes ordonnances et des vieux médicaments.

QUESTIONNAIRE

DIX-SEPTIÈME LEÇON

1. — Qu'est-ce qu'un *médicament* ?

2. — Comment se divisent les médicaments ?

3. — Quelles sont les voies par lesquelles les médicaments sont absorbés dans l'organisme ?

4. — Comment applique-t-on le mode d'absorption selon l'usage *externe* ?

5. — Comment applique-t-on le mode d'absorption selon l'usage *interne* ?

6. — Qu'est-ce qu'une *ordonnance* ?

7. — De quoi se compose d'ordinaire une ordonnance ?

8. — Quelle précaution faut-il prendre au sujet du médicament par rapport au malade ?

9. — Quelle précaution faut-il prendre avant d'administrer un médicament ?

10. — Qu'indique une *étiquette rouge* sur un flacon ?

11. — Que faut-il faire à l'égard des anciennes ordonnances et des vieux médicaments ?

DIX-HUITIEME LEÇON

MÉDICATION EXTERNE

INJECTIONS ET SÉROTHÉRAPIE

I

Injections

1. — Une *injection hypodermique* (sous la peau) est l'introduction sous la peau,

2. — Au moyen d'une petite seringue, d'un principe médicamenteux.

3. — L'injection hypodermique est préférable à l'absorption par la bouche, dans bien des cas, parce que l'absorption se fait bien plus rapidement.

4. — On se sert généralement, dans la médication par injections, de solutions *au centième.*

5. Solutions. — Les *solutions hypodermiques* sont les solutions destinées à être injectées.

Ces solutions sont nombreuses.

On fait des injections d'huile camphrée (pour faciliter la respiration); de morphine (calmante); d'éther (reconstituante); de quinine (antifiévreuse); de caféine (stimulante); de cocaïne, etc. (pour éviter la souffrance).

6. — Enfin de *sérums.*

7. Seringues à injections. — Les injections se font au moyen de la seringue de Roux; de la seringue de Debove; de la seringue de Luer.

8. — Les aiguilles des seringues sont en platine iridié.

9. — Il y a deux façons de faire des injections, selon qu'elles sont *profondes* et doivent être faites verticalement, ou *superficielles* et doivent alors être faites horizontalement.

10. — PRÉCAUTIONS INDISPENSABLES à prendre en faisant une injection pour éviter l'inflammation des tissus (phlegmons, etc.):

1° Pratiquer l'asepsie absolue de l'instrument, de la région opératoire et des mains de l'opérateur.

11. — 2° L'injection doit toujours être faite à l'extérieur des membres.

12. — Il ne faut jamais faire une injection au bras.

13. — 3° Il faut toujours lire l'étiquette du flacon de solution à injecter avant de s'en servir et s'assurer qu'elle est limpide.

II

Sérothérapie

Nous avons dit plus haut que l'on faisait des *injections de sérums*.

Ce mode de médication s'appelle la *sérothérapie*.

14. — Les découvertes de Pasteur furent le point de départ de cette médication par les sérums.

15. Sérums. — Les *sérums* sont des liquides destinés à être injectés sous la peau, afin de prévenir ou de guérir les maladies produites par certains microbes.

Ceci explique que la possibilité de ce genre de médication ait suivi de près la découverte des microbes.

16. — Les sérums proviennent du sang de divers animaux, notamment des chevaux, *immunisés* contre les microbes par des injections progressives, et des inoculations successives des maladies produites par ces microbes.

17. — La *sérothérapie* est une sorte de vaccination.

18. — C'est un mode de *préservation* aussi bien que de *combat* contre les maladies les plus redoutables qui pèsent sur l'humanité.

La proportion des guérisons obtenues aujourd'hui par l'emploi des sérums est de 60 contre 10 décès.

19. — Voici les noms des principaux sérums ainsi que les maladies qu'ils combattent.

20. — 1° Le Sérum antirabique, dû à *Pasteur*, contre la rage.

Le traitement par le sérum antirabique ne se fait qu'aux Instituts Pasteur mêmes.

21. — 2° LE SÉRUM ANTIDIPHTÉRIQUE, dû à *Roux*, contre la diphtérie.

22.— On ne doit jamais hésiter à faire de la *préservation* contre la diphtérie et dans un milieu infecté à préserver, par exemple, les enfants en leur injectant 5 grammes (centimètres cubes) de sérum et à leur éviter ainsi une atteinte même légère de la maladie. Les injections de sérum antidiphtérique se font à la base du thorax et varient selon l'âge.

23. — 3° Le SÉRUM ANTITÉTANIQUE, dû à *Roux*, contre le tétanos, dont le bacille a été découvert par *Nicolaïer*.

24. — Il est non seulement utile mais urgent de pratiquer des injections préventives dans tous les cas où une plaie aurait été souillée de terre et où le malade serait par conséquent exposé au tétanos.

25. — Ces injections se font aux hanches.

26. — 4° Le SÉRUM ANTIPESTEUX, découvert par *Yersen*, contre la peste.

27. — 5° Le SÉRUM ANTIVENIMEUX, dû au docteur *Calmette*, contre les morsures de vipères ou autres reptiles.

28. — Il doit être employé presque immédiatement pour être efficace.

29.— 6° Le SÉRUM ANTISTREPTOCOCCIQUE, dû à *Marmorec*, contre la suppuration des plaies, la gangrène, l'infection post-opératoire, la fièvre puerpérale.

30. — Son emploi est sans inconvénients même à fortes doses.

31. — 7° Il y a enfin le SÉRUM ARTIFICIEL qui n'est autre chose qu'un mélange de *7 gr. 50 de sel pour 1,000*.

32. — Qui, injecté, remplace le sang perdu et lave le sang altéré.

33. — La nature de ce sérum est très analogue à celle du sang, qui en contient lui-même naturellement.

QUESTIONNAIRE

DIX-HUITIÈME LEÇON

I

1. — Que veut dire le mot *hypodermique*?

2. — Qu'est-ce qu'une *injection* hypodermique?

3. — Pourquoi est-elle préférable à l'absorption d'un médicament par la voie digestive?

4. — Quel est le dosage des solutions dont on se sert généralement dans la médication par injections?

5. — Qu'est-ce qu'une *solution hypodermique*? Nommez quelques solutions dont on fait des injections calmantes, stimulantes?

6. — Fait-on des injections d'autres remèdes?

7. — Avec quel instrument se font les injections?

8. — Comment sont les aiguilles de ces seringues?

9. — Comment fait-on les injections?

10. — Quelles sont les précautions absolument indispensables à prendre avant de pratiquer une injection?

11. — A quel endroit se font les injections?

12. — A quel endroit ne doit-on jamais faire une injection?

13. — Que faut-il faire au sujet de la solution avant de s'en servir?

II

14. — Quel fut le point de départ de la médication par les *sérums*?

15. — Que sont les sérums ?

16. — D'où proviennent les sérums ?

17. — Qu'est-ce que la *serothérapie* ?

18. — Quels sont les deux buts que vise ce mode de médication ?

19. — Citez les principaux sérums découverts ?

20. — A qui est due la découverte du sérum *antirabique* ? Où se fait le traitement ?

21. — A qui est due la découverte du sérum *antidiphtérique* ?

22. — Les injections de sérum antidiphtérique peuvent-elles être faites *préventivement* ?

23. — A qui est due la découverte du sérum *antitétanique* ?

24. — Dans quel cas ces injections sont-elles urgentes et nécessaires ?

25. — A quel endroit se font ces injections ?

26. — A qui est due la découverte du sérum *antipesteux* ?

27. — A qui est due la découverte du sérum *antivenimeux* ?

28. — Comment doit être employé ce sérum pour être efficace ?

29. — Quel est le sérum employé contre la *suppuration* des plaies, la gangrène, et à qui est due sa découverte ?

30. — Son emploi est-il sans inconvénients ?

31. — Qu'est-ce que le sérum *artificiel* ?

32. — A quoi sert-il ?

33. — Quelle est sa nature ?

DIX-NEUVIÈME LEÇON

MÉDICATION EXTERNE

(Suite)

I

1. La Lotion. — La lotion n'est autre chose qu'un bain local. Elle n'en diffère que par le mode d'application.

2. — Elle est employée *froide*, soit en lavages, soit en compresses.

La Fomentation. — La fomentation diffère de la lotion par son mode d'emploi.

3. — Elle est constituée par des liquides chargés de principes médicamenteux, en *solutions*, *infusions* ou *décoctions*.

4. — Mais on fait *chauffer* ces liquides avant leur emploi.

On laisse les compresses qui ont servi à pratiquer la fomentation, appliquées sur les parties malades jusqu'à leur refroidissement.

5. — On peut retarder le refroidissement en recouvrant de toile gommée et de ouate.

6. Embrocations. — L'embrocation ne diffère de la fomentation que parce qu'elle contient des corps gras.

7. Fumigations. — La fumigation diffère de toutes les actions précédentes parce qu'elle s'effectue non plus avec des liquides, mais *avec des gaz* ou des *vapeurs*, qu'on dirige par le moyen d'un petit appareil sur une partie donnée du corps. Son action est locale.

8. Pulvérisations. — Les pulvérisations sont des projections faites, au moyen d'un petit appareil spécial appelé *pulvérisateur*, d'un liquide désinfectant ou curatif, entraîné par un jet de vapeur.

9. — Le membre qui doit subir une pulvérisation est entouré d'une étoffe imperméable constituant une enceinte suffisamment close dans laquelle la vapeur est dirigée par un conduit.

10. Cataplasmes. — Les cataplasmes sont destinés à maintenir une *chaleur humide* sur l'endroit où on les applique.

11. — Ils doivent présenter la consistance d'une pâte molle, obtenue par le *délayage* de farines ou de poudres dans de l'eau *bouillante*.

Pour qu'un cataplasme soit bien fait, il doit être bien battu et appliqué très chaud.

Il y a différentes sortes de cataplasmes :

Les cataplasmes de farine de lin et les cataplasmes d'amidon (délayer l'amidon dans 100 grammes d'eau pour faire un *lait épais*, qu'on ajoute ensuite au reste de l'eau en versant par petits filets pour que cela continue à bouillir).

Cataplasme *sinapisé* (farine de lin saupoudrée de farine de moutarde).

12. — Pour l'application d'un cataplasme, employer de la gaze ou de la tarlatane; recouvrir d'un morceau de taffetas gommé qui dépasse le cataplasme en tous sens et d'un bon morceau de ouate ordinaire par dessus.

13. — Enfin le *sinapisme*, qui est un révulsif, consiste en farine de moutarde délayée dans de l'*eau tiède*, et l'effet révulsif ne tarde pas à se faire sentir aussitôt après l'application.

14. — Si le malade est insensible exercer une stricte surveillance de crainte de brûlure.

15. Les Caustiques. — Les caustiques sont des substances destinées à *détruire* les chairs avec lesquelles elles se trouvent en contact.

16. — Les plus usités sont les *caustiques chimiques*; tels sont l'acide sulfurique, l'acide acétique, l'acide nitrique.

17. — Les sels, comme le nitrate d'argent, l'oxyde de mercure.

18. Les Vésicants. — Les vésicants sont des substances employées :

19. — Pour *provoquer une irritation* de l'épiderme et un *dérivatif.*

20. — Le plus actif est la *mouche cantharide*, mais l'emploi en a été rejeté à cause des multiples inconvénients d'*intoxication* et d'*irritation des reins* qu'elle provoque.

21. — L'intoxication (empoisonnement) peut aller jusqu'aux vomissements, au délire ou aux convulsions, et les soins d'urgence qui s'imposent sont :

Administration de contre-poisons (eau albumineuse) et d'excitants ou de calmants, selon les cas.

22. — **Les Collyres**. — Les collyres sont des médicaments destinés au traitement des yeux et des paupières.

23. — Il y a trois sortes d'application de collyres : en liquides, en pommades, en poudres.

24. — L'emploi des collyres demande beaucoup de précautions et de soins aseptiques.

25. Emplâtres, Onguents et Sparadraps. — Sont destinés à être appliqués sur la peau à laquelle ils adhèrent plus ou moins. Ils sont employés comme *révulsifs* ou *préservatifs*.

26. Le Collodion est employé comme *enduit protecteur* dans le cas de brûlures ou blessures.

Huiles médicinales, Liniments. — On se sert encore d'*huiles médicinales* ou de *liniments* à base de matières grasses.

27. — On s'en sert en onctions ou en frictions. L'onction est calmante.

28. — La friction est excitante et se fait avec une flanelle de *bas en haut*.

II

29. Les Injections. — Consistent dans l'introduction d'un *liquide* au moyen d'un instrument spécial qui le chasse sous forme de jet dans une des *cavités naturelles du corps* (nez, bouche, oreilles, rectum).

30. — Quand l'injection se fait au rectum, elle s'appelle *lavement*.

31. — Il y a le lavement entier, 500 grammes;
le demi-lavement, 250 grammes;
le quart-lavement, 125 grammes.

32. — Chaque fois que l'on doit administrer un lavement qui n'est pas uniquement purgatif ou laxatif, mais qui est nutritif ou médicamenteux, il est indispensable d'administrer d'abord un lavement simple purgatif pour débarrasser l'intestin.

33. — Les lavements sont : simples, purgatifs, nutritifs, ou médicamenteux.

1° *Lavements simples* : eau bouillie.

2° *Lavements purgatifs* : eaux purgatives, huile, ou composés selon les ordonnances.

34.— 3° *Lavements nutritifs*, exemple : 150-200 grammes eau bouillie, un jaune d'œuf battu, lait ou bouillon.

4° *Lavements médicamenteux* : eau bouillie, glycérine ou huile, avec laudanum, antipyrine ou chloral.

QUESTIONNAIRE

DIX-NEUVIÈME LEÇON

I

1. — Qu'est-ce qu'une *lotion* ?

2. — Comment l'applique-t-on ?

3. — Qu'est-ce qu'une *fomentation* ?

4. — Comment l'applique-t-on ?

5. — Comment retarde-t-on le refroidissement d'une *fomentation* ?

6. — Qu'est-ce qu'une *embrocation* ?

7. — Au moyen de quoi s'effectue une *fumigation* et comment l'applique-t-on ?

8. — Qu'est-ce que des *pulvérisations* ?

9. — Comment procède-t-on pour effectuer une pulvérisation ?

10. — A quoi servent les *cataplasmes* ?

11. — Comment les fait-on ? Citez différentes sortes de cataplasmes ?

12. — Comment applique-t-on un cataplasme ?

13. — Qu'est-ce qu'un *sinapisme* ? et comment le fait-on ?

14. — Quelle précaution faut-il prendre au sujet de l'application d'un sinapisme si le malade est insensible ?

15. — Que sont les *caustiques* ?

16. — Lesquels sont le plus employés ?

17. — Citez-en quelques-uns.

18. — Que sont les *vésicants* ?

19. — Quel est leur usage ?

20. — Quel est le vésicant le plus actif, mais pour quelle raison a-t-il été abandonné ?

21. — Quels peuvent être les dangers d'une *intoxication* causée par l'application d'une *mouche cantharide* et quels sont les soins à appliquer dans ce cas ?

22. — Que sont les *collyres* ?

23. — Comment les applique-t-on ?

24. — Qu'exige l'emploi des collyres ?

25. — A quel usage sont destinés les *emplâtres, onguents* et *sparadraps* ? et dans quel but sont-ils employés ?

26. — A quoi sert le *collodion* ?

27. — Comment se sert-on d'*huiles médicinales* et de *liniments* ?

28. — Dans quel sens faut-il pratiquer une *friction* ?

II

29. — En quoi consistent les *injections* ?

30. — Qu'est-ce qu'un *lavement* ?

31. — De quelle quantité de liquide se compose un lavement entier ? Un demi-lavement ? Un quart de lavement ?

32. — Que doit-on toujours faire avant d'administrer un lavement *nutritif* ? et pour quelle raison ?

33. — Combien y a-t-il de sortes de lavements ?

34. — Citez un exemple de lavement nutritif ?

VINGTIÈME LEÇON

MÉDICATION INTERNE

I

1. — La médication interne comprend diverses formes de médicaments.

On les prépare en : potions, solutions, gargarismes, tisanes, élixirs, lochs, sirops, émulsions, teintures, purgatifs.

Quelques-unes de ces préparations relèvent de la pharmacie et sont faites d'après une ordonnance que seul le médecin a le droit de donner.

2. — L'ordonnance appartient au malade; le pharmacien a le droit et le devoir d'en prendre la copie, et l'ordonnance doit toujours être consultée par l'infirmière avant qu'elle n'administre le médicament.

3. — Les médicaments peuvent parfois être préparés par l'infirmière; tels sont certains *gargarismes* et les *tisanes.*

4. — Les tisanes sont des liquides chargés de certains principes médicamenteux et qui se préparent de cinq manières différentes :

En infusions;
En décoctions;

En macérations;
En solutions;
En digestions.

5. — L'INFUSION, qui est la préparation la plus connue et la plus usitée, consiste à verser de *l'eau bouillante* sur les matières médicamenteuses *(végétales)* dont on veut extraire le jus.

On fait des infusions de tilleul, de menthe, de thé, de fleur d'oranger, etc., etc.

6. — LA DÉCOCTION consiste à mettre la matière végétale dans l'eau et à la laisser bouillir quelque temps. (Orge, gruau, riz.)

7. — LA MACÉRATION consiste à mettre en contact avec un liquide *froid*, pendant plusieurs heures, une substance (quinquina, gentiane) pour en isoler les parties solubles.

Pour une macération de quinquina : 20 grammes pour 1000.

Pour une macération de gentiane : 5 grammes pour 1000.

8. — LA SOLUTION. — Dans la solution la substance employée est entièrement soluble dans l'eau. (Tisane de gomme arabique : 20 grammes pour 1000.)

9. — LA DIGESTION ressemble à la macération en ce qu'on laisse les substances plonger dans l'eau un certain temps. Mais au lieu d'opérer à froid on maintient le liquide à une température élevée, sans atteindre d'ailleurs l'ébullition. On ne prépare guère ainsi que la tisane de salsepareille : 60 grammes pour 1000.

10. — Les purgatifs. — Il y a trois sortes de purgatifs :

Purgatifs huileux;
Purgatifs salins;
Purgatifs drastiques.

11. — Les premiers sont les plus usités, mais aussi les plus désagréables à prendre. Ce sont les moins irritants :

Huile de ricin (15 à 30 grammes);
Huile d'olive;
Manne.

12. — Des seconds on ne doit pas abuser à cause précisément de leur action irritante :

Sulfate de magnésie;
Sulfate de soude;
Citrate de magnésie;
Eaux naturelles purgatives.

13. — Les troisièmes ne doivent être donnés que dans certains cas, *très prudemment* et par ordre spécial du médecin. Ils agissent comme balayage et peuvent causer une violente irritation :

Eau-de-vie allemande;
Huile de croton qu'on n'ordonne qu'en gouttes.

14. — Les *laxatifs* sont des préparations qui agissent moins énergiquement et moins complètement que les purgatifs.

Il est bon d'avoir souvent recours à l'un ou à l'autre de ces moyens d'entretien d'une bonne hygiène. La santé dépend toujours du bon état de l'intestin qui doit toujours être maintenu libre. Bien des santés ébranlées ne le seraient pas si ce principe fondamental n'était pas trop souvent oublié ou négligé.

II

15. — La plupart des médicaments sont généralement administrés par *cuillerées*.

Il est utile de connaître la valeur, le poids des cuillerées :

16. — Poids des Cuillerées

	EAUX	SIROPS	HUILES
	—	—	—
Cuiller à café.............	5 gr.	7 gr.	4 gr.
Cuiller à dessert (bouche).	10 gr.	14 gr.	8 gr.
Cuiller à soupe...........	15 gr.	20 gr.	12 gr.

17. — Les pincées valent environ de 3 à 5 grammes.

18. — Les poignées valent environ de 15 à 20 grammes.

QUESTIONNAIRE

VINGTIÈME LEÇON

I

1. — Que comprend la *médication interne* ?

2. — Qu'en est-il de l'ordonnance et que doit en faire l'infirmière ?

3. — Quels sont les médicaments que peut préparer une infirmière sans recourir à un médecin ?

4. — Que sont les *tisanes* ?

5. — Qu'est-ce qu'une *infusion* ? Citez-en quelques-unes.

6. — Qu'est-ce qu'une décoction ? Citez-en quelques-unes.

7. — En quoi consiste une *macération* ? Citez-en quelques-unes.

8. — Qu'est-ce qu'une *solution* ? Citez-en une.

9. — Comment prépare-t-on une *digestion* ? Quelle est la tisane par excellence qui est ainsi préparée ?

10. — Combien y a-t-il de sortes de *purgatifs* ? Lesquels ?

11. — Citez un purgatif *huileux* ?

12. — Citez un purgatif *salin* ?

13. — Citez un purgatif *drastique* ?

14. — Que sont les *laxatifs* ?

II

15. — Comment sont généralement administrés la plupart des médicaments ?

16. — Quelle est la valeur :

d'une cuiller à café d'eau, de sirop, d'huile ?
d'une cuiller à dessert (bouche) d'eau, de sirop, d'huile ?
d'une cuiller à soupe d'eau, de sirop, d'huile ?

17. — Quelle est la valeur d'une pincée ?

18. — Quelle est la valeur d'une poignée ?

VINGT-UNIÈME LEÇON

I

Indications générales pour l'entretien d'une chambre de malade

1. — Une chambre de malade doit être l'objet de soins tout particuliers de la part de l'infirmière lorsqu'elle est appelée à s'en occuper.

Il est bon autant que possible que la chambre soit exposée au midi ou à l'est, et qu'elle soit vaste et *aérée*.

2. — Le lit du malade doit toujours être placé de façon à ce qu'on puisse tourner tout autour.

3. — L'*aération* et l'*espace* sont deux des éléments les plus importants d'une bonne hygiène dans une chambre de malade.

La crainte de l'air est une véritable maladie.

4. — Il faut toujours éviter les *courants d'air*.

5. — Il faut *prodiguer l'air, l'air pur, l'air renouvelé*, et cela, dans n'importe quelle maladie.

6. — Pourvu que l'air soit donné avec prudence et intelligence et que le malade soit bien couvert.

7. — L'air est le premier des médicaments.

8. — L'aération est un reconstituant de premier ordre : elle balaie les germes des maladies, débarrasse des microbes et les empêche de se multiplier.

Plus un individu sera fort et sain, mieux il résistera à la maladie; donc *aérer* et *nettoyer* autant que possible le malade et tout ce qui l'entoure (planchers, meubles, literie).

9. — Supprimer tout ce qui est encombrant, inutile et ce qui peut amasser la poussière (rideaux, tapis, etc.).

10. — Il est nécessaire de renouveler le linge du malade très souvent, même s'il n'est pas sali.

11. — Le *balayage* de la chambre ne doit se faire qu'*humide*, c'est-à-dire avec un balai enveloppé dans une toile à laver, imprégnée elle-même d'une solution d'eau et de sublimé.

12. — Afin de ne pas soulever de poussières et de microbes.

13. — Les *vases* doivent être lavés très souvent, avec une solution désinfectante.

14. — Les désinfectants les plus employés à cet usage sont :

Chlorure de zinc... .... 20/1000.
Sulfate de cuivre .... 50/1000.
Acide phénique.................... 50/1000.
Sublimé .... au 1000e.

15. — Une *précaution essentielle* à prendre en cas de maladie contagieuse est d'installer dans un cabinet attenant à la chambre du malade un baquet ou un bain contenant une solution antiseptique.

16. — Acide phénique : *100* grammes pour *quatre* litres d'eau, et y tremper tout le linge ayant servi au malade, avant de le donner à blanchir.

On peut éviter ainsi la propagation des maladies contagieuses, et il serait nécessaire que tout le monde comprît le bienfait de telles précautions.

17. — La température d'une chambre de malade doit varier de 15 à 18°.

18. — Aucun médicament ne doit être laissé à portée du malade.

19. — Quelle que soit la nature de la maladie, il est bon de *faire silence* autour d'un malade et de maintenir une atmosphère d'ordre et de quasi-solitude; l'encombrement de la chambre, en cas de maladie ou d'accident, doit être évité, car c'est une condition détestable pour le malade et pour ceux qui le soignent, enlevant à celui-ci l'air nécessaire et gênant les efforts de ceux-là.

20. — Donc, pour résumer, les conditions nécessaires à la bonne tenue d'une chambre de malade, sont :

L'aération;
La propreté;
La simplicité;
La tranquillité;
Une chaleur modérée.

Il est bon de se rappeler le proverbe arabe :

Là où le soleil entre souvent,
Le médecin entre rarement.

II

Instructions générales pour la conduite des personnes appelées à soigner un malade

1° Parler peu.

2° Agir bien, avec propreté, simplicité et justesse.

21. — 3° Obéir scrupuleusement aux ordres du médecin responsable, et le renseigner consciencieusement en l'aidant autant que possible.

4° *Ne rien lui cacher*, mais l'aider par des observations dont le rapport lui sera fait *en particulier*.

5° *Etre véridique et précis.*

6° *S'armer de fermeté* dans maintes circonstances, telles que pour faire un pansement douloureux ou faire prendre un médicament au malade.

7° *Discrétion absolue.*

8° *Patience à toute épreuve.*

9° *Parfaite égalité d'humeur.*

10° *Soutenir le moral du malade.*

22. — Celui qui souffre et qui se confie à nos soins a le droit d'être exigeant et impatient.

Celui qui soigne, doit être indulgent et patient.

Se souvenir qu'on ne doit avoir d'autre *guide* que les instructions du médecin, d'autre *mobile* que le désir d'être utile, et qu'on ne pourra atteindre ce résultat qu'en se conformant aux instructions données.

23. — Avant la visite du médecin, veiller à ce que tout

soit en ordre autant que possible. Préparer ce qu'il faut au médecin pour se laver les mains.

24. — Pendant sa visite, se tenir attentive et immobile.

25. — Lorsqu'il s'éloigne, le suivre pour recevoir ses instructions. Ne pas hésiter à le questionner s'il subsiste un doute dans l'esprit concernant une ordonnance, un remède ou quoi que ce soit.

26. — Le rapport qu'on lui fera devra porter sur : l'administration des médicaments, le sommeil, les fonctions, les symptômes, la nourriture.

27. — La feuille de température sera soigneusement tenue à jour et présentée au médecin.

28. — L'infirmière doit se souvenir qu'une fois le médecin parti, *elle demeure responsable.*

III

Soins à donner en cas d'urgence ou d'accident

En cas d'urgence, de dénûment complet ou d'accident, il est bon de savoir à l'avance comment s'y prendre.

29. — *Trois choses* sont essentiellement nécessaires :

De l'eau ;
Du feu ;
Du linge.

30. — PREMIER TEMPS. — S'il y a un pansement à faire, on peut se servir de quelques mouchoirs ou carrés de linge fin que l'on fera *bouillir* durant *une heure, à défaut de compresses stérilisées.*

31. — Ou si cela presse, une demi-heure, en ajoutant du sel de cuisine dans l'eau pour hâter l'ébullition.

On peut se servir pour l'ébullition de marmites étamées, casseroles, etc.

32. — Les cuvettes, saladiers ou coupes quelconques pourront, une fois *flambés*, recevoir les compresses ou le linge bouillis.

Se procurer : 1° de l'*alcool* ou de l'*eau-de-vie* pour les flambages et pour servir d'antiseptiques (à défaut d'autres), ou à défaut d'alcool, de l'eau de Cologne; 2° de la ouate hydrophile.

33. — DEUXIÈME TEMPS. — Pendant que se fait l'ébullition, préparer la chambre et le lit du blessé ou du malade et celui-ci lui-même.

34. — TROISIÈME TEMPS. — Lorsque l'ébullition est terminée, *s'assurer que chaque chose est à portée, avant de procéder* au pansement à faire ou aux soins à donner.

Avoir soin de *flamber* les récipients destinés à recevoir l'eau ou les objets de pansement.

35. — Le *flambage* se fait de deux manières :

1° Verser quelques gouttes (une cuillerée environ) d'alcool dans le récipient, l'allumer, incliner le récipient et le tourner de façon à ce que la flamme passe partout;

2° Ou bien fixer un tampon d'ouate hydrophile imbibée d'alcool au bout d'une tige quelconque, l'allumer, et promener la flamme partout dans le récipient (préférable).

36. — QUATRIÈME TEMPS. — Se laver soigneusement les mains avant de toucher au pansement.

Pour cela, si on ne dispose d'aucun antiseptique, un *savonnage et un brossage* des mains à l'eau chaude et un rinçage à l'alcool, jusqu'au coude, sera suffisant.

Faire de même pour l'entourage de la plaie.

Toute précaution prise à l'avance est du temps gagné en vue de la guérison.

QUESTIONNAIRE

VINGT-UNIÈME LEÇON

1. — Quelles sont les bonnes conditions d'une *chambre* de malade ?

2. — Comment doit être placé le *lit* ?

3. — Quels sont les deux éléments importants d'une *bonne hygiène* dans une chambre de malade ?

4. — Que faut-il éviter ?

5. — Que faut-il prodiguer ?

6. — Et dans quel cas ?

7. — Quel est le premier de tous les médicaments ?

8. — Quel est son rôle ?

9. — Que faut-il supprimer dans une chambre de malade ?

10. — Que faut-il renouveler souvent ?

11. — Comment doit se faire le balayage et l'essuyage dans une chambre de malade ?

12. — Pour quelle raison ?

13. — Comment doit-on traiter les vases et ustensiles d'une chambre de malade ?

14 .— Quelle est la meilleure solution désinfectante pour cet usage ?

15. — Quelle est la précaution essentielle à prendre en cas de maladie contagieuse ?

16. — Quelle solution est la meilleure pour cet usage ?

17. — Quelle doit être la température moyenne d'une chambre de malade ?

18. — Que ne doit-on pas laisser à portée d'un malade ?

19. — Quelle doit être la tenue d'une chambre de malade ?

20. — En résumé, quelles sont les conditions nécessaires dans une chambre de malade ?

II

21. — Quel est le devoir de l'infirmière vis-à-vis du *médecin* responsable ?

22. — Quel est le devoir de l'infirmière vis-à-vis du malade ?

23. — Que doit faire l'infirmière *avant* la visite du médecin ?

24. — Quelle doit être sa tenue *pendant* la visite du médecin ?

25. — Que doit faire l'infirmière lorsque le médecin s'éloigne, et pourquoi ?

26. — Sur quoi doit porter le *rapport* qu'elle doit lui faire ?

27. — Que doit-elle faire de la *feuille de température* ?

28. — Dans quel cas l'infirmière est-elle responsable ?

III

29. — Quelles sont les trois choses nécessaires à se procurer en cas d'urgence ?

30. — Comment peut-on agir lorsqu'on n'a pas sous la main les objets de pansement aseptiques ou antiseptisés ?

31. — Comment peut-on hâter l'ébullition ?

32. — Comment peut-on antiseptiser les récipients ?

33. — Que peut faire l'infirmière pendant que se fait l'ébullition ?

34. — Quelle précaution faut-il prendre *avant* de procéder à des soins à donner, ou à un pansement ?

35. — Comment procède-t-on pour flamber un récipient ?

36. — Quelle est la précaution *essentielle* à prendre *en dernier lieu avant* de procéder à un pansement ?

INDEX

SIXIÈME LEÇON

SEPTIÈME LEÇON

HUITIÈME LEÇON

NEUVIÈME LEÇON

DIXIÈME LEÇON

ONZIÈME LEÇON

Bordeaux. — Imprimerie Nouvelle F. Pech et Cie, 7, rue de la Merci.